V&R

Irmgard Oberhoff-Looden

Psychosomatische Schmerzbehandlung in der Arztpraxis

Verlag für Medizinische Psychologie
im Verlag Vandenhoeck & Ruprecht

CIP-Kurztitelaufnahme der Deutschen Bibliothek

Oberhoff-Looden, Irmgard:
Psychosomatische Schmerzbehandlung in der Arztpraxis / Irmgard Oberhoff-Looden. – Göttingen: Verl. für Med. Psychologie im Verl. Vandenhoeck u. Ruprecht, 1987

ISBN 3-525-45692-1

Printed in Germany
Schrift: Century Schoolbook der Firma Berthold
Satz: Dörlemann-Satz, Lemförde
Druck und Einband: Hubert & Co., Göttingen

Geleitwort

von Prof. Dr. med. Eckhard Sperling

Gern schicke ich diesem Buch meiner früheren Mitarbeiterin einige Worte voraus. Frau Dr. Oberhoff-Looden ist seit 9 Jahren in ihrer nervenärztlichen Praxis tätig und widmet sich einem wesentlichen Anliegen von Patienten, die den Arzt aufsuchen: der Schmerzbehandlung. Hierbei werden Methoden der modernen Schmerztherapie mit einem verstehenden Zugang kombiniert, wobei vor allem psychoanalytisches Wissen angewandt wird. Frau Oberhoff-Looden injiziert Lokalanaesthetika, womit der Schmerz vorübergehend unterbrochen wird. Im Gespräch wendet sie sich dann den aktuellen Konflikten des Patienten in der erlebten Gegenwart zu. Der Zugang zum Kranken erfolgt also auf zwei gleich kompetent dargestellten Wegen, der *körperlichen Behandlungstechnik* und im *ärztlichen Gespräch.* Neu und fruchtbar erscheint mir der Versuch einer Synthese leiblicher und seelischer Zugangswege, womit dem Bedürfnis von Kranken in optimaler Weise Rechnung getragen wird. Wesentliches Merkmal dieses Buches ist sein *pragmatischer Ansatz,* in jeder Arztpraxis anwendbar, weshalb ich ihm eine weitgefächerte Verbreitung wünsche.

Inhalt

I. Therapierelevante Bemerkungen über die Psychosomatik des Schmerzes

1. Allgemeines über den Schmerz

Wahrnehmung und Bedeutung

Der Begriff „Schmerz“ in unserer Umgangssprache kann in verschiedenen Kategorien – je nach dem mitgeteilten Zusammenhang – verstanden werden. Einmal handelt es sich um den Schmerz als körperliche Wahrnehmung, welche sich auf der Körperoberfläche oder im Körperinneren mehr oder weniger genau lokalisieren läßt. Zum anderen wird der Begriff „Schmerz“ als Metapher gebraucht und repräsentiert einen „seelischen Schmerz“. Er bezeichnet unter dieser Bedeutung einmal die psychische Repräsentanz jeglichen körperlichen oder gefühlshaften Wahrnehmens von Schmerz oder auch die begrifflich-abstrakte Zusammenfassung aller Widerfahrnisse, welche in irgendeiner Form Schmerz, Pein und Leiden hervorgerufen haben oder hervorrufen können. Im eigentlichen Sinne wird Schmerz aber verstanden als ein Gefühl, eine Emotion von stets negativer, unangenehmer bis unerträglicher Qualität, hierin eng verschwistert und in der Umgangssprache bisweilen austauschbar gebraucht mit dem Wort „Trauer“. Beide Affekte lassen sich nie vollständig in eine sprachliche Mitteilung überführen, bedienen sich deshalb zu ihrer Verdeutlichung in der Regel zumindest zusätzlich körpersprachlicher Elemente und mehr oder weniger unartikulierter Schmerzlaute. Dadurch bekommt diese Ausdrucksform einen deutlicheren Signalcharakter sowohl für den Schmerzleidenden als auch für seine Umgebung mit dem Ziel, für möglichst unmittelbare Abhilfe zu sorgen oder doch in fürsorglicher Weise sich dem Betroffenen zuzuwenden. Der lebensnotwendige Charakter dieser Signalwirkung wird auch durch die Tatsache unterstrichen, daß Schmerzreize erst relativ spät bei schweren Störungen des Bewußtseins erlöschen.

Psychodynamik

Schmerz kann – genauso wie Angst – eine wesentliche und beherrschende Rolle spielen in einem Bedingungsgefüge zwischen Körperlichem und Seelischem und kann von beiden Polen in Form eines kybernetischen Regelkreises verursacht und beeinflußt werden. Im Extremfall, z.B. bei heftiger Trauer oder schwerer seelischer Kränkung, wird ein zunächst rein emotionales Geschehen in den Körper projiziert und quasi in diesem wahrgenommen. Dies kann bei chronischen neurotischen Entwicklungen zu verschiedenen Kategorien von Schmerzempfindungen und Schmerzerzeugungen führen. In der psychoanalytischen Neurosenlehre werden zwei Kategorien unterschieden, einmal das konversionsneurotische Syndrom, bei welchem die Umsetzung eines psychischen Konflikts in eine körperliche Dysfunktion an besonders zur Symbolbildung geeigneten Organen wie Herz, Kopf oder Bauch erfolgt. Schmerzen treten in diesem Zusammenhang auf dem Wege über Muskelverspannungen eher *akuter* Art auf, auch als Fehlhaltung, Fehltritt, Fehlbewegung mit der Folge entsprechender schmerzhafter Empfindungen. Als zweite Kategorie wird das eigentliche psychosomatische Geschehen definiert als auf psychodynamischen Mechanismen basierende, aber auch durch konstitutionelle Organdisposition beeinflußte *chronische* Funktionsstörung, insbesondere in Form chronischer Muskelverspannungen und Fehlhaltungen. Diese können, insbesondere wenn sie komplizierte Gefüge wie den Wirbelsäulenbereich mit seinen Nervenbahnen in seiner Beweglichkeit und Funktion beeinträchtigen, zu einem sich selbst unterhaltenden Circulus vitiosus führen. Muskelverspannungen können auch auf Gelenke einwirken und zu arthrotischen Veränderungen führen oder – z.B. als Insertionstendopathie im Bereich des Muskel-Sehnen-Knochenansatzes – Entzündungen hervorrufen oder innerhalb des Muskelgefüges zu ischämischen Myalgien führen. Auch gewisse Formen von Neuritiden, insbesondere Meralgien, sind häufig psychosomatischen Charakters, wobei der Pathomechanismus eher dem komplizierteren der visceralen Psychosomatosen ähnelt. Der psychische Pol dieser Mechanismen speist sich aus oft recht dumpf wahrgenommenen, meist sogar unbewußten und verdrängten Affekten wie Angst, Trauer, Schreck, Panik, Gekränktheit, sozialer Bedrohung sowie jeglichen Gefühlen subjektiver Beeinträchtigung in psychosozialen, meist familiären, aber auch innerpsychischen Konflikten, vor allem Gewissens- und Triebkonflikten. Daraus folgt, daß die Entwicklung psychosomatischer Schmerzsymptome auf einem differenzierten psychodynamischen Mechanismus beruht und einen Bewußtseinszustand voraussetzt, welcher sich in gewisser Weise als Ich-Bewußtsein dem eigenen körperlich-emotionalen Geschehen gegenüberstellen kann. Denn bei Zuständen gestörter Bewußtseins- oder Geistestätigkeit, wie Psychosen oder sehr starken akuten Erregungszuständen, ist das Schmerzerleben stark verändert oder bleibt sogar aus. Neuere Forschungen ergaben Hinweise darauf, wie die Schmerzwahrnehmung im Gehirn moduliert wird und wie affektive Komponenten wirken, welche z.B. zu Angst- und Suchtreaktionen sowie – je nach Stimmungs- und Motivationslage – zu gefühlshafter Bewertung des Schmerzes führen. Kontrollmöglichkeiten, z.B. durch eingehende Aufklärung des Patienten, durch Vorhersagbarkeit des Schmerzes, durch die gesamte affektive Bewertung der Situation, in welcher Schmerzen auftreten, und überhaupt durch Möglichkeiten der Angstreduktion, bedeuten eine wichtige Variable in der Schmerzreduzierung. Die Vertrauensbeziehung z.B. zum Arzt oder zu anderen wichtigen Beziehungspersonen spielt dabei eine modulierende Rolle.

Leib-Seele-Korrelationen

Ganz allgemein sollte immer im Auge behalten werden, daß der menschliche Körper, mit dem wir es als Behandler zu tun haben, zwei wesentlichen Funktionen gerecht werden muß, der biologischen und der des Werkzeugs psychosozialer Mechanismen, welch letztere seine sämtlichen Funktionen, auch die sogenannten autonomen, so umformen, daß es bei Dekompensation der körperlichen Anpassungsmechanismen zu psychosomatischen Manifestationen kommen kann. Die Tatsache, daß das motorisch-sensible System sowohl der bewußten als auch der unbewußten Steuerung unterliegt, z.B. über die Muskelinnervation, erklärt die Erfahrung, daß der Bewegungsapparat auf Konflikte von Ambivalenz und widersprüchlichen Befehlen mit Verkrampfungen und in deren Folge mit Schmerzen reagiert. Man bedenke nur Begriffe wie „Fehlhaltung", „Haltung bewahren", „Verhalten", „Fehltritt", „Krampf", „starr vor Entsetzen", „überspannt", „sich (nicht) gehen lassen" und ähnliche.

2. Psychosomatische Konzeptionen

Wenn ein Patient seinem Arzt innerhalb eines Behandlungsauftrages seine schmerzende Körperstelle hinhält, so geht es zunächst darum, sich für diese zu interessieren, um das Akzeptieren ihrer Bedeutung unmißverständlich zu demonstrieren. Entscheidend ist, daß der Patient sich

Erstkontakt

durch das aufmerksame empathische Eingehen auf seine Schilderungen und das Wahrnehmen und manuelle Untersuchen der Fehlhaltung, der schmerzbedingten Verzerrung, Verhärtung, Verkrampfung, durch das genaue und doch intuitiv-ganzheitliche Aufnehmen feinster Kontur- und Härteunterschiede verstanden fühlt. Das erfordert einen Kontakt zum Patienten, welcher dessen Vertrauen und Mitarbeit voll einbezieht. Eine Hilfe beim Auffinden von Schmerzpunkten ist die Beobachtung, daß der Patient immer die Tendenz hat, sich sozusagen vom Schmerz wegzubewegen. So finden sich z.B. bei einseitigen Schmerzen im lumbosacralen Bereich – besonders wenn sie tief sitzen (und deshalb schwer oder gar nicht tastbar sind) – reversible Verschiebungen der Wirbelsäulenachse um 2–5 cm zur nicht oder weniger betroffenen Seite. Die später sich einstellende Erfahrung kann anfangs durch die aufmerksame Zuwendung, Betrachtung und Untersuchung wettgemacht werden. Dabei sind sowohl Nähe als auch Distanz zum Patienten erforderlich, ein Zusammenspiel zwischen ganzheitlicher Wahrnehmung der Gestalt des anderen in all seinen, insbesondere auch bizarren, psychophysischen Äußerungen und andererseits identifikatorischem Mitfühlen. Letzteres verlangt oft ein Erspüren des Leidens des Patienten im eigenen Körper – unter Umständen auch durch Einnehmen der Körperhaltung des Patienten – zur Auffindung der wesentlichen Triggerpunkte des Schmerzes. Hiermit sind die zwei wesentlichen Pole der Schmerzbehandlung erfaßt – der Ausdruckscharakter des Schmerzes sowie seine präzise Lokalisation.

deutende Interventionen

Wenn man so nahe am Körperlichen bleibt, ist der Patient bisweilen durchaus offen für verbale Deutungen in Form von Anspielungen auf den möglichen Ausdrucksgehalt der Fehlhaltung. Es ist dann z. B. möglich, Äußerungen wie diese zu machen: „Sie stecken den Kopf zwischen die Schultern (aus Angst, oder weil Sie etwas über sich ergehen lassen.)“, „Sie zeigen die kalte Schulter“ oder ähnliche den unmittelbaren Körperausdruck deutend zusammenfassende Mitteilungen. Indem sich der Behandler als Heiler im ganzheitlichen Sinne verhält und mit dieser Haltung sich dem Patienten intensiv zuwendet, und zwar an der Stelle, wo es diesem weh tut, ermöglicht er auch dem Patienten, sich ganzheitlich einzulassen. Hiermit wird der Doppelaspekt, welcher dem Schmerz eigentümlich ist, im therapeutischen Handeln wieder aufgenommen, indem zugleich körpermedizinisch und psychotherapeutisch vorgegangen wird. Mit der Psychotherapie teilt dieses Vorgehen auch den Aspekt, daß die volle Mitarbeit des Patienten nötig ist. Mit diesem zusammen wird auf den Schmerz eingegangen und hiermit auch auf das dahinterstehende seelische Problem. Indem auf solche Weise der Ort des Schmerzes gemeinsam gesucht wird, geschieht im Idealfall auch ein Annehmen des Unglücklichseins des Patienten dadurch, daß der Behandler mit diesem in empathischer Form spricht.

Formen der Schmerzäußerung

Oft ist es aber auch nicht einmal ein Schmerz, auf welchen man bei derartiger empathischer Exploration stößt, sondern eher etwas quasi Totes, nicht Gelebtes, Stillgehaltenes bis hin zu einer hölzernen Verhärtung ganzer Muskelpartien. Wenn man es nur konkret genug in der Erfahrungsweise des Patienten ausdrückt, wird dieser bestätigen, daß er in den besagten Regionen eigentlich gar nichts fühlt oder doch – wenn er einen Schmerz registriert – diesen oft genug sehr ungenau. Insgesamt verspannte Menschen haben oft in ihrer ganzen Motorik etwas Unanmutiges, Holzpuppenartiges, Wippendes (wie eine Stahlfeder). In diesem Falle wird durch die Therapie, z. B. durch starken Druck auf die verspannte Stelle, durch Massage und insbesondere durch Injektion mit Lokalanaesthetica in die verhärteten Partien, durch den so erzeugten Schmerz dem Patienten die bewußt gar nicht mehr wahrgenommene Störung oder Fehlhaltung erst nahegebracht und dieser somit erst in die Lage versetzt, sich damit zu befassen. Ganz offensichtlich handelt es sich hier um ein Phänomen, das auch bei anderen psychosomatischen Krankheiten beobachtet werden kann, nämlich daß die Patienten so weit von Wahrnehmungen ihres eigenen Körpers abgeschottet sind, daß sie schmerzblind sind und erst durch eine schwere Funktionsstörung auf das Krankheitsgeschehen aufmerksam werden, ein Phänomen, das ja auch beim stummen Herzinfarkt, bei Colitis und auch bei Bandscheibenvorfällen mit oft schwerer Symptomatik beobachtet werden kann, wobei die Patienten versichern, keinen Schmerz zu verspüren.

Die hier mitgeteilten Beobachtungen erinnern an Schilderungen aus der Gestaltpsychologie von *Köhler*, welcher in diesem Zusammenhang von einem „psychophysischen Isomorphismus" gesprochen hat oder von einer „funktionalen Strukturganzheit". Auffällig ist bei fast allen Patienten, die mit chronisch rezidivierenden, oft aber auch akut aufgetretenen und insbesondere chronisch progredienten Schmerzsymptomen zum Arzt kommen, daß abgesehen von den schmerzhaften Körperstellen eine auffällige Leblosigkeit, ja Interesselosigkeit und mangelnde erotische oder sonstige liebevolle Besetzung des eigenen Körpers besteht. Oft scheint die schmerzhafte Stelle der einzige Ort überhaupt für intensive Gefühle zu sein, wobei masochistische Komponenten bisweilen nicht zu übersehen sind. Letzteres wird deutlich an den Patienten, welche eine fast suchtartige Tendenz entwickeln, die schmerzhaften Stellen immer wieder (z.B. durch Muskelkrämpfe) neu zu erzeugen und schmerzhafte Eingriffe daran vornehmen zu lassen. Man kann sich dem Eindruck nicht entziehen, daß diesem Wechselspiel von Schmerzauftritt und dessen Beseitigung, die mit kurzfristiger Erleichterung verbunden ist, ein von unbewußten Motiven unterhaltener masochistischer Prozeß zugrunde liegt. Denn wenn es gelingt, diesen Teufelskreis wirksam zu unterbrechen, tritt er über kurz oder lang an anderer Stelle wieder auf. Versuchen, diesen zugrundeliegenden Prozeß anzusprechen, entzieht sich der Patient in der Regel mit entrüsteter Abwehr, Verstärkung seiner Klagen oder abruptem Wechsel des Behandlers.

Verschiebungen

Sigmund Freud unterschied aufgrund der unterschiedlichen Psychodynamik zwischen den differenzierteren Psychoneurosen und den somatisierenden Aktualneurosen oder Organneurosen. Auch für den Praktiker brauchbar erscheint mir das Konzept der Konversionsneurose von *Freud.* Hier erscheint – im Gegensatz zum psychosomatischen Geschehen – das Symptom als hochsymbolisches Geschehen, z.B. bei einer psychogenen Gangstörung, bei

Symbolbedeutung

vielen herzneurotischen Symptomen, auch manchen Arten von Kopfschmerzen, die sich durchaus in einem Gespräch beeinflussen lassen, das etwa in der Weise beginnt: „Was macht Ihnen Kopfzerbrechen?“ Auch viele psychogene Formen von Schwindel und Ohnmacht gehören hierher.

Alexithymie

Für die Formen psychosomatischer Symptome, bei welchen der Patient nicht in der Lage zu sein scheint, Gefühlshaftes in sich selber als solches wahrzunehmen und zu äußern, sondern seine körperlichen Störungen lediglich in technischen Vorstellungen wahrnehmen und mitteilen kann, wird in der einschlägigen Fachliteratur häufig der Begriff „Alexithymie“ gebraucht. Dieser Begriff stammt aus der französischen Schule der Psychosomatik und wurde zuerst von *Sifneos* 1972 eingeführt. Dasselbe Phänomen beschrieben *Marty* und *De M'Uzan* unter der Bezeichnung „Pensée opératoire“ (operatives Denken). Gemeint sind eine Art Seelenblindheit und eine Ich-Schwäche, welche in einer extremen Anpassung bis zur Verschmelzung an Forderungen der Umwelt oder der direkten Beziehungspersonen zum Ausdruck kommt, sowie in einer relativen Unfähigkeit, die eigenen Triebansprüche durch Phantasie und Symbolisierung differenziert in eine eigene psychische Innenwelt umzusetzen und letztlich durch Introspektion sprachlich oder doch szenisch mitzuteilen. Sicher spielen hier auch schichtspezifische Momente und die Struktur der Arzt-Patient-Beziehung eine Rolle (*Cremerius* u. a.).

averbale Mitteilung

Von einem kulturhistorischen Standpunkt aus stellt sich die Frage, ob die Fähigkeit, Befindlichkeiten, Konflikte und Gefühle sprachlich auszudrücken, der einzige Weg zu Introspektion und Kommunikation ist. Diese Art der Verständigung ist ja auch bei der Interaktion zwischen Mutter und Säugling ausgeschlossen, und auch bei Analysen von sogenannten Frühstörungen, wie z. B. Borderline-Patienten, spielt die averbale Kommunikation eine offensichtlich wichtige Rolle, wie sie sich in der emotionalen Färbung der sprachlichen Mitteilung und in Gesten äußert. Diese

Art von Mitteilungen können z.B. folgende Bedeutungen übermitteln: Unbehagen, Aversion, Angenommensein, Verstandensein, warmes Mitfühlen, kalte Ablehnung, Ärger, Zorn, Wut, Verstellung, lockendes Werben, Konfrontation und viele andere Arten des Miteinander-in-Beziehung-Tretens. Weitere Möglichkeiten der averbalen Mitteilung kommen natürlich ins Spiel, wenn es sich um eine Behandlung im engeren Wortsinn, nämlich durch die Hand des Arztes am Körper des Patienten unmittelbar handelt. Hier besteht einmal die Möglichkeit, daß der Behandler durch eigenkörperliches Mitfühlen sich in den Patienten hineindenkt, indem er unmittelbar dessen Körpersprache, das heißt seine Körperhaltung erfühlt. Der Patient hat dabei die Möglichkeit zu erspüren, ob er richtig behandelt wird. Indem er wahrnimmt, wie sich das Behandeltwerden anfühlt, kann er sich angenommen und verstanden oder mißverstanden fühlen. Wenn er z.B. sagt: „Das ist die falsche Stelle“, hat er grundsätzlich recht.

Körperkontakt

Ch. v. Braun äußert in ihrem Buch „Nicht ich“ die Meinung, daß aufgrund der patriarchalen Struktur unserer Sprachkultur insbesondere die Frau als Sexualwesen – und demzufolge auch der Mann, sofern er als „unvollständiges Sexualwesen“ betrachtet wird – sprachlos geworden sind in dem Sinne, daß wesentliche Empfindungsbereiche nicht mehr gewußt werden. Anhand der Phänomenologie der Hysterie erläutert sie, daß insbesondere die sozialen Rollen der Geschlechter künstliche sind. Geist und Sprache hätten sich vom Körper und seiner Sexualität getrennt. Die Hysterikerin wehre sich gegen dieses „karikaturale Frausein“, indem sie „mit ihrem Körper spricht oder den Körper in Sprache verwandelt... da, wo die Frau zu schweigen hat, lassen die Hysterikerinnen den Körper sprechen.“ (S. 192). *Ch. v. Braun* meint, daß die Entwicklung der Schrift als wesentliches kulturtragendes Medium eine Abtrennung des Denkens und Sprechens vom Körper bewirkt hat und schließlich auch dem Körper selber eine neue Bedeutung,

Hysterie

eine Künstlichkeit aufgezwungen hat, seine Verwandlung in ein „Uhrwerk“, ebenso wie sie die umgebende Natur als Materie praktisch neu gestaltete (S. 457). Unter Bezug auf *Lacan* bezeichnet sie das von der Psychoanalyse postulierte Unbewußte als „das Produkt der Sprache, derer sich der Mensch bedient“. Es sei „das Produkt einer Schriftsprache, die nicht aufs Papier, sondern ins Unbewußte, auf den Körper geschrieben ist“ (S. 166). Gelingt eine derartige Symbolisierung des Körpers mittels sprachlichen Verstehens nicht, so resultiert eine Störung im Bewußtsein der eigenen „physischen (physisch gegen die anderen abgegrenzten) Existenz. Es kann dann im Extremfall eine psychotische Unabgeschlossenheit der psychischen Körpergrenzen resultieren.“ (s. auch *Pankow*, Dynamische Strukturierung in der Psychose.) *Ch. v. Braun* konstatiert: „Auch nicht psychotisch erkrankte Menschen entwickeln bei gestörtem Selbstbild (durch mangelnde sprachliche Abgrenzungsmöglichkeit) oft Bewegungs- und Motorikstörungen“ (S. 167).

Symbolisierungsdefekt

Bereits 1965 äußerte *De Boor* ähnliche Gedanken. Er griff die Idee des aus der Embryologie stammenden Begriffs von „Organisatoren“ auf und sprach von Organisatoren des psychischen Apparates, welche im Falle einer Psychosomatose einen Defekt aus einem sehr frühen Stadium der infantilen Organisation aufweisen und dadurch strukturell unausgereift, behindert oder ausgeschaltet worden sind. Hierdurch bleibt die Desomatisierung und Symbolisierung unzureichend. Auch *De Boor* meint, daß aus diesem Grunde eine derartige Störung nicht analytisch therapierbar ist.

Mitscherlich (1961) sieht den wesentlichen Faktor in einer Regression im Sinne der Resomatisierung von Affekten bei vorausgegangener neurotischer Fehlentwicklung. Beide Faktoren – primärer „Defekt“ und sekundäre Resomatisierung – sind vermutlich in der Regel zusammen wirksam, wobei auch ein mehr oder weniger großes somatisches Entgegenkommen eine wichtige Rolle spielt.

Ein weiteres, körperliches und seelisches Geschehen umfassendes Konzept liefert *v. Uexküll* mit dem Modell der intendierten Haltung, der sich unser Körper anpassen soll. Er meint, daß unser Körper ein Repertoire voll angeborener Bereitstellungen zur Verfügung stellt, von denen jede eine andere Zukunftsdeutung enthält. Hieraus entwickelt er die Vorstellung der „Bereitstellungskrankheiten", welche auf einer bestimmten Erlebnisbereitschaft und entsprechenden körperlichen Handlungsbereitschaften beruhen, die aufgrund eines Konfliktes nicht zum Zuge kommen können. Auf schmerzhafte Muskel- und Sehnenkontraktionen angewandt hieße dies, daß alle Handlungen, welche eine Aktivität der Gliedmaßen erfordern, also Kampf, Flucht, Jagd u. ä., eine Bereitstellung voraussetzen, welche sich auf das unwillkürliche und willkürliche motorische System auswirkt.

Bereitstellungskrankheit

Weit früher und überaus differenziert hat bereits *Wilhelm Reich* 1933 ein Konzept zum Verständnis und zur Behandlung pathologischer psychosomatischer Äußerungen vorgelegt, welches von der rein verbalen Therapieform wieder einen Übergang zum Befassen mit dem Körper ermöglicht. In seiner Monographie „Charakteranalyse" bezeichnet *Reich* die Fokussierung therapeutischen Handelns auf die Bearbeitung des Widerstandes gegen die Aufdekkung der triebhaften Impulse, welche letztendlich unsere Lebensenergie darstellen, als wesentlich. Von ihm stammt die Regel, derartige Widerstände stets „von der Ichseite anzugehen", also der bewußt wahrgenommenen Ausdrucksseite. Die Deutung hat zunächst darin zu bestehen, dem Patienten klar zu machen, „daß er etwas abwehrt, welcher Mittel er sich dabei bedient und erst zuletzt, wenn die Analyse des Widerstandes genügend weit fortgeschritten ist, erfährt oder findet er selbst, wogegen sich die Abwehr richtet" (S. 92). Obwohl es letztendlich um die „Erschütterung des narzißtischen Schutzmechanismus, um die Herausarbeitung der Libido-Angst, die in ihm gebunden ist"

Widerstand gegen Triebimpulse

(S. 93) geht, besteht das therapeutische Vorgehen zunächst in der „Deutung seines Verhaltens als Schutz vor Gefahren" (S. 130).

Muskelstarre und Affektsperre

In seiner späteren körperbezogenen Arbeit betont *Reich* immer wieder den Zusammenhang zwischen muskulärer Starre und Affektsperre. Er deutet solche Erscheinungen als „Verhalten zur Vermeidung der vegetativen Erregungen sowohl der Angst wie der Lust, die unlustvoll und ängstlich erlebt werden", und er äußert die Vermutung, „daß die muskuläre Panzerung im physiologischen Verhalten die gleiche Funktion erfüllt wie die Kontaktlosigkeit und Oberflächlichkeit im charakterlich-psychischen" (S. 402).

Selbstwahrnehmung

Reich entwickelte auch bereits eine Theorie, welche jener der „Alexithymie" vergleichbar ist, jedoch insofern weiterführt, als sie nicht in therapeutischem Nihilismus endet, sondern zu einer direkt am Körper ansetzenden Therapiekonzeption überleitet. *Reich* spricht von einer „Empfindungslosigkeit", einer „ernsten Störung der inneren Fähigkeit zur Selbstwahrnehmung", einer „Abspaltung der Selbstwahrnehmung von dem objektiven biophysischen Prozeß, welcher wahrgenommen werden sollte". Außerdem entwickelt er eine Vorstellung davon, warum sich diese Unfähigkeit beim Neurotiker und beim Schizophrenen verschieden weiterentwickelt: „Im gepanzerten Neurotiker entwickeln sich die biophysischen Organempfindungen überhaupt nicht, die plasmatischen Strömungen [gemeint sind die nach affektivem Ausdruck drängenden Triebkräfte] sind weitgehend reduziert und dementsprechend unterhalb der Schwelle der Selbstwahrnehmung. Im Schizophrenen dagegen bleiben die plasmatischen Ströme stark und ungeschädigt, nur ihre subjektive Wahrnehmung ist gestört und abgespalten; weder ist die Wahrnehmungsfunktion verdrängt noch mit der Strömung vereinigt; in der Erfahrung des Schizophrenen erscheint die Selbstwahrnehmung gleichsam heimatlos, so daß der Schizophrene nach einem Grund für diese Erfahrung sucht, die er nicht als seine eigene empfindet. Diese Situation mag für die Verwirrung verantwortlich sein, in die der Schizophrene oft gerät, wenn die Spaltung zwischen Erregung und Wahrnehmung akut wird [. . .]. Die Worte verlieren ihren Kontakt zu den Dingen, die sie bezeichnen sollen" (S. 495).

Depersonalisation

Auch Grenzzustände und Übergänge von neurotischem zu psychotischem Wahrnehmungsgeschehen können mit Hilfe *Reich*scher Formulierungen anschaulich gemacht werden, so z. B., wenn er sowohl für den Zustand der Depersonalisation, wie wir ihn insbesondere vom Borderline-Patienten kennen aber auch fast bei jedem psychosomatisch kranken Neurotiker beobachten können, folgendes annimmt: „Die Spaltung zwischen der körperlichen Erregung und der psychischen Wahrnehmung dieser Erregung versetzt die Körperempfindung in gleichsam weite Entfernung" (S. 495).

In Weiterführung dieser Gedankengänge könnte man die psychosomatische Störung als Abspaltung, Umdeutung und schmerzhafte Verzerrung der Normalfunktion beschreiben und sie den projektiven Mechanismen mit paranoid-halluzinatorischer Phänomenologie oder den etwas leibnäheren coenaesthetischen Leibgefühlsstörungen gegenüberstellen, wobei sich dann schon fließende Übergänge zu hypochondrischen Symptomen und Nosophobien wie z. B. der Carzinophobie herstellen lassen.

Ein weiterer äußerst interessanter Aspekt aus der *Reich*schen Theorie ist der, daß die Angst-Lust-Komponente beim Neurotiker und psychosomatisch Kranken offensichtlich in der Weise verschoben ist, daß beide jegliche stärkere aus dem Körper stammende Erregung fürchten und deren Lustkomponente nicht ausleben können. Hierbei kann man mühelos eine Verbindung zur *Freud*schen Theorie der Neurosengenese herstellen, indem man sich vorstellt, daß z. B. die Mutter entsprechende triebhafte oder überhaupt vitale Regungen beim Kind bekämpfte mit dem Ergebnis, daß das Kind selber schließlich seine Triebregungen als feindlich fürchten lernte. Auch die negativen Auswirkungen therapeutischer Bemühungen lassen sich hieraus unter Umständen erklären. *Reich* schreibt: „Wir wissen, daß Patienten, die gute Ergebnisse nicht würdigen, irgendwie und irgendwo feindlich gesinnt sind, was auf einen Rest von Angst zurückzuführen ist" (S. 543). Wenn der Therapeut als Anwalt der abgespaltenen und bekämpften eigenen Triebenergie des Patienten erlebt wird, so ist es nicht verwunderlich, wenn eine derartige Feindschaft bisweilen recht direkt, in der Regel jedoch indirekt vom Patienten dem Behandler entgegenschlägt. Ein Beispiel aus meiner eigenen Praxis mag dies illustrieren:

negative therapeutische Reaktion

Ein 53jähriger Mann suchte die Praxis auf wegen Schmerzen im Kopf und im Schulter-Nackenbereich. Das körperliche Erscheinungsbild war das eines eher hageren Mannes mit äußerst steif, ja mechanisch wirkenden Bewegungen und völlig starren ausdruckslosen Gesichtszügen, welche wie aus Holz geschnitzt wirkten und sich auch beim Sprechen, welches oft hastig hervorgestoßen wirkte, nicht bewegten. Die gesamte Muskulatur im Nacken-Schulter-Bereich und entlang des Rückens war gleichmäßig verspannt. Als dem Patienten die geklagten Schmerzen als Folge der Muskelverspannung dargelegt wurden, stieß dies bei ihm auf Unverständnis, zumal auch durch heftigen Druck auf die verspannten Muskeln bei ihm keinerlei Schmerzempfindung, ja eigentlich überhaupt keine Empfindung hervorzurufen war. Bereits durch eine einmalige lokalanaesthetische Injektion beidseits am cranio-cervicalen Übergang verschwanden die Kopfschmerzen. Dies beeindruckte den Patienten jedoch in keiner Weise. Er wirkte im Gegenteil bei den nächsten Sitzungen innerlich noch erregter, was sich darin äußerte, daß er in fast skandierender Form immer wiederholte, ich solle ihm doch endlich erklären, woher seine Beschwerden kämen. „Es ist was in meinem Körper!" Jeglicher Versuch verständnisvollen Eingehens auf seine Äußerungen glitt an ihm ab. Auch vorsichtige medikamentöse Behandlungsversuche mit leichten Tranquilizern und niedrig dosierten Neuroleptika brachten keine Änderung. Schließlich erschien der Patient wieder nach längerer Pause und geriet nach dem Hinweis auf die psychische Natur seiner Beschwerden (welche ihm inzwischen auch von anderen Ärzten bestätigt wurde) in zunehmende feindselige Erregungen, welche schließlich einen psychotischen paranoid-feindseligen Charakter annahmen. Sowohl der Versuch verbaler Deutung als auch die Unterbrechung der Symptomatik mittels Lokalanaesthesie hatte lediglich dazu geführt, den neurotischen Muskelpanzer soweit zu lockern, daß die darunterliegende psychotische Dissoziation sichtbar wurde.

In aller Regel ist es jedoch möglich, über das aufmerksame Wahrnehmen von Art und Inhalt der verbalen Äußerungen des Patienten sowie der eingehenden Untersuchung seiner körperlichen Verfassung mit ihren Verspannungen, Erschlaffungen, myalgischen und neuralgischen Schmerzpunkten sowie dem gesamthaften Ausdruck von Gestik und Mimik und deren Mitteilung an den Patienten einen umfassenden tragfähigen Kontakt zu ihm aufzubauen. Hierbei gehe ich so weit, die Körperhaltung des Patienten mehr oder weniger zu imitieren – einmal um dem Patienten widerzuspiegeln, wo seine Haltung unnatürlich ist. Andererseits ermöglicht mir dies Einnehmen der Haltung des Patienten durch empathische Einfühlung, Art und Lokalisation seiner Beschwerden mittels des eigenen Körpers unmittelbar zu erfassen. Indem ich mich intensiv mit dem Patienten befasse und in ihn einzufühlen versuche, kommt es häufig vor, daß ich die schmerzende Stelle beim Patienten intuitiv spontan auffinden kann.

Einfühlung

Manualtherapie und Psychotherapie

Bei sehr gutem Kontakt und einsichtsvoller Mitarbeit des Patienten – meist im Rahmen einer umfassenden analytisch-psychotherapeutischen Behandlung oder sonst bei Vorliegen offensichtlicher konversionsneurotischer aktueller Nackenkopfschmerzen – gelingt es eigentlich immer, mit folgender Technik den Kopfschmerz zu beseitigen: Von hinten wird beim sitzenden Patienten mit beiden Fäusten derart gegen das Hinterhaupt gedrückt, beidseits vom Ansatz der Stränge der langen Nackenmuskulatur, wo sich eine kleine Vertiefung tasten läßt, daß der Patient gezwungen ist, mittels extremer Anspannung der Nackenmuskulatur sich dagegenzustemmen. Der Druck muß derart ausgeführt werden, daß der Patient sich mit aller Anstrengung nicht erheben kann und gezwungen ist, seine gesamte ihm zur Verfügung stehende Kraft anzuwenden, was auch eine ziemliche Kraftanstrengung für den (von hinten halb über dem Patienten stehenden) Behandler bedeutet. Es kommt darauf an, bis zu dem Punkt zu gelangen, wo der Patient aufgrund einer unwillkürlichen Erschöpfungserschlaffung plötzlich nachgibt, und nicht, weil er vorher aufgeben möchte oder nicht mehr mitmacht. Die sich erst an diesem Endpunkt einstellende ruckartige spontane Erschlaffung der Nackenmuskulatur erzeugt hinterher ein äußerst angenehm und erleichternd empfundenes entspanntes Gefühl im ganzen Körper und einen „freien Kopf". Es lohnt sich oft, sich vom Patienten mitteilen zu lassen, was er in dieser Situation erlebt hat. Z.B. berichtete eine Patientin, bei welcher diese Handgriffe während einer analytisch orientierten Psychotherapie angewandt wurden, und deren Kopfschmerz durch eine recht harte und angstmachende Auseinandersetzung mit dem Partner hervorgerufen war, daß sie zunächst das Gefühl hatte, ihr Partner drücke sie nieder und sie wehre sich mit aller Kraft dagegen. Schließlich war es jedoch ihr alkoholkranker Vater, von welchem sie sich unterdrückt fühlte. Wichtig war hierbei, daß sie dieses Gefühl der Unterdrückung lebhaft gespürt hatte und daß sie ebenso ihre starke Kraft und Entschlossenheit spürte, sich dagegen aufzulehnen.

Das letzte Beispiel demonstriert eine gelungene Aufarbeitung der Abwehr mittels „Auflösung des Körperpanzers" und der Vermittlung der hierbei freiwerdenden Gefühle. Soweit der Zustand des Muskel-Knochen-Bandapparats dies erlaubt, sind derartige Lösungen von Verspannungen

forcierte Entspannung

mittels Zwang zu extremer *aktiver* Anspannung der entsprechenden passiv verspannten Muskelpartien auch an anderen Körperstellen möglich. Hierbei muß man nach meiner Erfahrung damit rechnen, daß – insbesondere, wenn sich der Patient wirklich einläßt oder unter starkem Leidensdruck steht – dieser plötzlich in heftiges Weinen oder andere Ausdrücke starker seelischer Erschütterung ausbricht.

In der Praxis ist angesichts der Gefahr der Verstärkung oder Verursachung organischer Schäden und insbesondere angesichts der mangelnden Mitarbeit der meisten Patienten der Injektionstechnik mittels eines Lokalanaesthetikums oft der Vorzug zu geben, wobei dieses so appliziert werden muß, daß unmittelbar die schmerzende Stelle ausgeschaltet wird (also nicht unter die Haut gequaddelt!), oder der Teufelskreis von Verspannung und Schmerz unterbrochen wird. Dies bewirkt, daß dem Patienten zunächst eine genaue und schmerzfreie Wahrnehmung der entsprechenden Körperpartie ermöglicht wird und somit die bewußte Wiederherstellung der normalen Funktion und Einnahme einer natürlichen Haltung. Selbstverständlich hat auch eine derartige unmittelbar am Körper hantierende Therapieform – insbesondere bei neurotisch bedingten und chronifizierten Fehlhaltungen und Schmerzsymptomen – nur bleibenden Erfolg im Rahmen eines einfühlsamen Eingehens auf die vom Patienten möglichst spontan vorgebrachten Probleme und Einstellungen.

Schmerzausschaltung durch Lokalanaesthesie

Bei den meisten Patienten, deren Symptome offensichtlich psychogen mitbedingt sind und die einer analytischen Deutung nicht zugänglich sind, ist nur eine direkte oder gar suggestive Form der therapeutischen Beeinflussung wirksam. Derartige Therapieformen wirken z.B. über ein bewußtes Umdeuten und eine hiermit verbundene Handlungsanweisung oder über irgendeine Art von „paradoxer Intention“ auf sonst willkürlich nicht beeinflußbare reflexhafte Mechanismen ein. Eine derartige Beeinflussung ist ja auch das „mehr desselben“, was der Aufforderung oder dem unmittelbaren Zwang zugrunde liegt, wie oben beschrieben einen willkürlich verspannten Muskel aktiv anzuspannen, um ihn dadurch quasi wieder seiner Funktion zuzuführen, als der Willkürinnervation unterworfener Muskel zu funktionieren. Diese Möglichkeiten der „paradoxen

suggestive Therapie

Intention“ hat *V. E. Frankl* beschrieben. Die neueren Therapieansätze stammen im wesentlichen aus der Systemtheorie (u.a. von *Bateson* und *Haley*). Auf dieser Theorie beruhende therapeutische Strategien beinhalten zunächst einmal – wie dies auch in der Verhaltenstherapie der Fall ist – daß ein genau definiertes Behandlungsziel formuliert ist, dessen Erreichen den Erfolg definieren soll. Allein eine derartige Maßnahme kann unter Umständen insofern schon einen großen Erfolg bedeuten, als Patient und Behandler gezwungen sind, das Problem einzugrenzen, zu relativieren und für beide Seiten erkennbar zu machen, wann das Problem gelöst ist. „Eine Therapie kann selbst dann effektiv sein, wenn der Therapeut nicht beschreiben kann, was eigentlich das Problem des Patienten ist“ (*Steve de Shazer* u.a., S. 186). Das im streng analytischen Sinne „eigentliche Problem“ bleibt dabei im Unbewußten. Wesentlich ist, daß „die Therapie etwas in Gang bringt“. Hierbei ist es naturgemäß von Nutzen, wenn das Ziel klein und bescheiden ist, wobei möglicherweise bereits eine kleine Veränderung im Verhalten weiter reichende Veränderungen nach sich ziehen kann, insbesondere bei entsprechender (suggestiver) Führung des Patienten. Derartige „Lösungen“ können auch lediglich in einer Veränderung der Wahrnehmungsebene bestehen oder in der Tatsache, daß das Symptom eine andere Bedeutung bekommt und damit eine andere Erlebnisqualität. Dabei wird das Augenmerk weniger auf die Vergangenheit als vielmehr auf das Erarbeiten einer symptomfreieren Zukunft gelegt, z.B. darauf, was der Patient statt dessen tun könnte. Es wird eine aktive Kooperation mit dem Patienten angestrebt, um diesen anzuregen, mit daran zu arbeiten, daß die Therapie klappt. Hierbei wird auch das Augenmerk darauf zu richten sein, wo das Symptom bereits zu irgendeiner Art von sekundärem Krankheitsgewinn geführt hat. Insbesondere in diesem Falle muß die Möglichkeit einer symptomfreien Zukunft aktiv durchgespielt werden, wobei dem Patienten

Systemische Therapie

deutlich zu verstehen gegeben wird, daß jegliche Art von Widerstand der Heilung gegenüber ja nur als „abwegig" bezeichnet werden kann. Hier kann man z.B. auch die Frage stellen: „Was werden Sie tun, wenn der Schmerz weg ist?" Man kann auch – wenn vorhanden – das Phänomen ausnutzen, daß der Patient in dem Moment, wo er den Schmerz vorzeigen will, ihn nicht mehr „findet". Dies läßt sich möglicherweise zu der Aufforderung ausnutzen, dem Patienten die Verordnung zu geben, daß er aufschreiben solle, wann und wo der Schmerz auftritt. Auf die Weise wird quasi der Schmerz „verschrieben". Weil der Patient aber aktiv auf dessen Auftreten wartet, tritt der Schmerz, wenn er auf unbewußten Reflexmechanismen beruht, möglicherweise kaum mehr auf. Bei einem psychogen chronifizierten Schmerz muß auf jeden Fall mit dem Patienten auf irgend eine Weise ein Konsens darüber geschaffen werden, daß eine bessere Lösung des zugrunde liegenden Problems gefunden werden muß, auch wenn dieses Problem nur anzunehmen ist und der Schmerz das Problem ist. Derartige und andere ähnlich strukturierte „Lösungen" wirken zunächst paradox oder unzulässig vereinfacht, bewirken aber, wenn sie richtig eingesetzt werden, das Angehen des Problems von einer anderen systemischen Ebene aus. Eine weitere Erläuterung und Beschreibung derartiger „Lösungen" findet sich in dem gleichnamigen Buch von *Watzlawick, Weakland* und *Fisch.* Ein Kennzeichen dieser und ähnlicher Interventionsstrategien ist ihr Streben nach „Verwirklichung des Möglichen", was allerdings sehr viel Intuition, Vorstellungsgabe und eine sehr bewegliche schöpferische Phantasie sowie einen authentischen persönlichen Einsatz fordert. Abgelehnt und unterlaufen wird hiermit jegliche Utopie einer umfassenden Heilung, insbesondere, wenn sie ohne aktive Mitwirkung des Patienten erwartet wird.

Symptomverschreibung

Therapieziel

Die Notwendigkeit, daß mittels Einfühlung dem Untersucher und dem Patienten evident werden muß, welche *psychosoziale Deutungsebene*

Entsprechung zwischen den spezifischen Stressoren und der Körperantwort besteht, wie sie im Gesamt der psychomotorischen Gesten zum Ausdruck kommt, macht es erforderlich, sich die soziale Situation des Patienten in Familie und Arbeitsplatz sowie die an ihn gestellten Anforderungen und seine Reaktionsweise darauf als Ganzes sehr konkret vor Augen zu führen. Dies kann auch mittels einer knappen gedanklich-emotionalen Momentaufnahme geschehen. Auf jeden Fall erfordert gerade das Berücksichtigen der *psychischen* Fehlhaltung ein aktives und sehr engagiertes Vorgehen. Das deutende Herstellen evidenter Zusammenhänge hat gerade bei diesen zur psychodynamischen Betrachtungsweise wenig motivierten Patienten einerseits taktvoll, andererseits beherzt zu geschehen und immer entlang der offensichtlichen für den Patienten in seiner technisch-funktionellen Sprache evidenten körperlichen und sozialen Phänomene. Umgekehrt gilt auch, daß natürlich vor allem chronische Schmerzzustände Rückwirkungen auf das seelische Gleichgewicht haben, was soweit gehen kann, daß schließlich z. B. eine Depression soweit im Vordergrund steht, daß die körperliche Verursachung oder Komponente leicht übersehen wird. Dies geschieht vor allem dann, wenn die Patienten erleben, daß ihr Arzt die körperlichen Schmerzen nicht ernst nimmt, z. B. weil er sie nicht einordnen oder behandeln kann (und den Patienten deshalb zum Psychiater schickt), aber auch, wenn er lange Bettlägerigkeit verordnet und dabei einer regressiven Tendenz Vorschub leistet. So wird z. B. immer wieder übersehen, daß z. B. Meralgien und Neuralgien zu chronischen depressiven Schlafstörungen führen können, die sofort verschwinden, wenn man die Schmerzen behebt. „Stimmungen lassen sich“ – wie *von Uexküll* betont – „vom Seelischen und Körperlichen her beeinflussen“. Hierher gehört der bisweilen effektive gezielte und verantwortungsvolle Einsatz von Antidepressiva und anderen Psychopharmaka (s. Kapitel I.4).

3. *Fallbeispiele*

Die im folgenden skizzierten Behandlungsfälle zeigen insbesondere die Grenzen und Schwierigkeiten im Umgang mit Patienten, welche an Schmerzsymptomen des Bewegungsapparates und der ihn begleitenden sensiblen Nerven leiden. Am Anfang steht natürlich die hier nicht geschilderte genaue Untersuchung und Mitteilung des Beobachteten, welche auch ein wesentlicher Faktor zur Begründung des Vertrauensverhältnisses zwischen Patient und Arzt ist. Dies schließt auch die Durchführung notwendiger differentialdiagnostischer Maßnahmen im organmedizinischen Bereich ein. Der Übergang zu möglichen psychischen Ursachen muß für den Patienten nachvollziehbar sein oder sollte sonst lieber unterlassen werden oder später zum gegebenen Zeitpunkt erfolgen. Häufig gelingt es nur, eine relativ erträgliche Besserung herbeizuführen oder eine Verschlimmerung zu verhindern. Wesentlich ist die Erhaltung der Arbeits- und Funktionsfähigkeit auch in psychosozialer Hinsicht. Die Behandlung und das intensive Eingehen auf die Schmerzproblematik ermöglichen den Patienten immerhin, sich auf diese körperliche Weise mitzuteilen und damit ihr Symptom, indem es immer wieder zur Sprache gebracht wird, auch in Frage zu stellen.

1. Bei einer 37jährigen Frau mit Schmerzen der ganzen rechten Körperseite wird ein Nackengesichtsschmerz rechts diagnostiziert, ausgehend von den Nn. occipitales, ein schmerzhafter Hartspann der paralumbalen Muskulatur rechts, ein Druckschmerz über der rechten Ileosacralfuge, eine Meralgie und später auch ein Tarsaltunnelsyndrom rechts mit den entsprechenden hyperaesthetischen Zonen. Zur Anamnese war zu erfahren, daß sie der Ehemann nach ihrer Unterleibsoperation „plötzlich mit der Scheidung konfrontiert“ habe nach sieben Jahren Ehe, weil er eine Freundin habe. Die Patientin wolle nun den Scheidungstermin „wegen des höheren Unterhalts“ möglichst weit herausschieben, da sie ja, solange sie krank sei, als „Härtefall“ gelte. Abgesehen von der Bemerkung, daß sie mit dieser „plötzlichen Konfrontation“ nicht fertig werde, erfolgt keine offensichtliche emotionale Auseinandersetzung mit der Trennungssituation. Die Gefühle erscheinen fast vollständig absorbiert von der Körpersymptomatik, welche mit einer überschwenglich-theatralischen Intensität während der monatelangen Behandlung immer wieder vorgetragen wird, wobei das Beschwerdebild durch die Lokalbehandlungen immer wieder verschwindet und sich neu aufbaut und dabei zunehmend beide Körperseiten gleichmäßig erfaßt. Auch der Chirurg wird beansprucht zur Revision der mehrmals aufgeplatzten Bauchnarbe, der Internist zur Bekämpfung eines rätselhaften allgemeinen Hydrops. Begleitend verordnete Psychopharmaka (Doxepin, gelegentlich Clobazam) haben eine gewisse stabilisierende, aber keine durchschlagende Wirkung. Immer wieder während der Behandlungssitzungen, welche sich im wesentlichen auf die Injektionsbehandlung der einzelnen Schmerzsyndrome (s. u.) beschränkten, wird quasi nebenbei der aktuelle Stand der Scheidungsproblematik und die sich daraus ergebenden Probleme abgefragt. Dabei fiel auf, daß der Patientin der Zusammenhang zwischen Symptomatik und Problem irgendwie klar war, aber nicht einer bewußten Bearbeitung zugänglich. Die Patientin hielt den dazugehörigen Affekt nach der Art der „belle indifférence“ zurück. Die seelische Kränkung tauchte nur als ins Körperliche konvertierter Schmerz auf und gab so der Patientin die Möglichkeit, trotz der Verdrängung des eigentlichen (seelischen) Schmerzes über körperliche Schmerzen zu klagen. Das Anhören dieser Klagen und das Ernstnehmen ihres körperlichen Ausdrucks schien auf die Dauer insofern wirksam zu sein, als sich die Frequenz der notwendigen Schmerzbehandlungen immer mehr verringerte – von zunächst mindestens zweimal in der Woche bis schließlich zweimal im Monat und zuletzt noch weiteren Abständen, wobei der Widerstand gegen die Aufdeckung des zugrundeliegenden neurotischen Mechanismus nicht aufgehoben, lediglich behutsam unterlaufen werden konnte.

2. Eine 39jährige Friseuse – dünn, blaß, ledig, bei der Mutter lebend, wie ein alt gewordenes unreif gebliebenes Mädchen wirkend, chronisch depressiv-resignativ-verbitterte Grundstimmung, früher alkoholabhängig, jetzt Tavor-abhängig (letzteres auch durch

Klinikaufenthalte nicht behebbar, konstante Tagesdosis von ca. 7,5 mg) klagt über einen chronisch rezidivierenden Schmerz, meistens im Bereich der oberen lumbalen Dornfortsätze, oft auch Myalgien der paralumbalen Muskulatur, bisweilen auch in die Schultermuskulatur überspringend, sowie zeitweise Meralgia paraesthetica, mal rechts, mal links, nach Cortison-Lokalbehandlung wieder abklingend. Andere Medikamente: Buspiron-Hydrochlorid 3× 10 mg. Die Behandlung erfolgte über mehrere Monate mit ein- bis zweiwöchentlicher Injektion eines Lokalanaesthetikums vor allem im Bereich der genannten Dornfortsätze. Die Behandlung wurde begleitet von ständig wiederkehrenden und ziemlich gleichbleibenden klagsamen Bemerkungen der Patientin darüber, wie schwer ihr ihre Arbeit fiele und daß alles so trostlos sei. An der scheinbaren Vergeblichkeit des Befassens mit ihrem Schmerzsymptom demonstrierte sie quasi die Unmöglichkeit, ihren Weltschmerz zu beheben und bewies damit, daß keiner ihr helfen könne. Immerhin war doch offensichtlich, daß das ständige Herzeigen und Besprechen ihrer Schmerzen und das Eingehen darauf sie stets aufs Neue in der Fähigkeit bestärkten, ihre Arbeit zu schaffen und wieder etwas Mut zu schöpfen. Nachdem die Schwester der Patientin unvermittelt an einer rätselhaften Erkrankung verstarb, verblaßte die Schmerzsymptomatik schlagartig. Lediglich die Suchtkomponente blieb erhalten.

3. Eine 33jährige verheiratete Altenpflegerin, stark übergewichtig, weich-gefühlhaft unreif wirkend, klagt über angstneurotische Symptome. Diese werden vorgebracht in Form von Schwindel- und Herzattacken, Panikzuständen und hartnäckigen Schlafstörungen. Ursachen sind nicht eruierbar, liegen vermutlich im sexuellen Bereich. Außerdem werden Schmerzen der ganzen linken Schulterpartie bis in den Rücken hinunter geklagt. Diagnostisch ergibt sich eine Insertionstendopathie am Processus coracoideus, eine Occipitalneuralgie sowie Myalgien des linken M. supra- und infraspinatus und des M. rhomboideus, nach längerer Schmerzbehandlung nur noch im Bereich etwa des Angulus scapulae inferior, so daß immer wieder scherzhaft geäußert wird, es wolle dort ein Flügel wachsen. An Medikamenten werden zeitweise verordnet: Fluspirilen wöchentlich 2 ml, eine halbe Tablette Flunitrazepam. Die Behandlung, welche anfangs ein-, bisweilen auch zweimal wöchentlich erfolgte, fand schließlich nur noch alle paar Wochen statt. Nachdem die Patientin ihre Halbtagsstelle in einem Altenheim aufgab und nur noch stundenweise arbeitete, hörte die Symptomatik schließlich ganz auf. An die eigentlichen Gefühle der Patientin und erst recht an ihre Probleme war auf direktem Wege nicht heranzukommen. Sie war stets von einer unkompliziert wirkenden gleichbleibenden Freundlichkeit, welche wie ein diffuser Schleier, ähnlich ihrer weich-adipösen Körperfülle, alle Konturen verwischte. Was eigentlich in ihr vorging und was ihr eigentliches Problem war, blieb nicht verbalisierbar.

4. Eine 40jährige verheiratete Frau, kinderlos, die neben der Hausarbeit zeitweise im Bäckergeschäft ihres Mannes mithilft, klagt über eine große allgemeine Lebensangst. Sie habe keine Bekannten am Ort, weil ihr Mann dies nicht wolle. Dieser kümmere sich nicht genug um sie. Früher habe sie Magengeschwüre gehabt. Gegen ein Händezittern bekommt sie vom Hausarzt Oxazepam. Jetzt leide sie außerdem an linksseitigen Ohrgeräuschen und Nackenkopfschmerzen. Beiläufig berichtet sie einige Monate später über eine Taubheit im rechten Daumen und halben Zeigefinger. Diagnostiziert wird ein Wurzelreizsyndrom ohne Parese mit Druckschmerz der kleinen paravertebralen Halsmuskeln in Höhe C_6 rechts, ein leichtes Kompressionssyndrom der Arteria vertebralis links und der Nn. occipitales sowie ein Muskelhartspann der gesamten Schulter-Halsmuskulatur. Die Patientin bewegt sich fast wie eine Holzpuppe, wobei der Kopf im Schulter-Halsbereich beim Sprechen ruckartig hin- und herwippt. Die Lokalbehandlung sämtlicher Schmerzpunkte bringt eine deutliche aber im wesentlichen nur vorübergehende Besserung. Außerdem werden verordnet: Doxepin 25 – 25 – 50 mg sowie Nackenmassagen. – Auch diese Patientin erwähnt ihre Probleme recht beiläufig. Der Mann sei eben nicht zu ändern. Sie klagt überhaupt nicht, sondern lacht öfter kurz auf, wenn es besonders weh tut. Sie hält sich einfach zäh aufrecht und ist in ihrer blassen, unscheinbaren, überangepaßten Erscheinung ein Ausdruck der Forderung, auf keinen Fall (unangenehm) aufzufallen oder (durch Wahrnehmung eigener Wünsche) Probleme zu machen. Auch für sie ist der Arztbesuch und das ständig neue Eingehen auf ihre körperlichen Symptome die einzige Möglichkeit, auf gesellschaftlich legitime

Weise Schmerzen zu äußern und Hilfe und Aufmerksamkeit zu erlangen. Die Frequenz der Besuche (meist wöchentlich bis monatlich) richtet sich danach, ob der Ehemann sie herfährt. Eine wesentliche Änderung im Beschwerdebild ist derzeit nicht erkennbar. Ganz offensichtlich bringt ihr die Behandlung aber jedesmal eine gewisse Erleichterung.

5. Ein 53jähriger Arbeiter, seit einem Jahr berentet, leidet an chronischen Nacken- und Kreuzschmerzen, außerdem oft „rasenden" Kopfschmerzen und ständiger innerer Unruhe und Schlaflosigkeit. Früher sei er Alkoholiker gewesen, seit sieben Jahren trocken. Davor erfolgte eine Magenresektion wegen rezidivierender Magengeschwüre. Später habe ein zunehmender Mißbrauch von Schmerz- und Beruhigungsmitteln eingesetzt. Die Untersuchung des sehr hageren Mannes, welcher auf recht bizarre Weise nach vorn übergebeugt ins Behandlungszimmer schießt, dabei einen trocken-selbstironischen Humor aufweist, ergibt eine Verhärtung und schmerzhafte Verspannung der gesamten paralumbalen, insbesondere aber der Schultermuskulatur, die sich bis zum Nackenansatz fortsetzt; dieser ist stark druckschmerzhaft. Mit wiederholter Injektion in die schmerzhaften Muskelpartien sowie Infiltration beidseits suboccipital kann ein erträglicher Zustand erreicht und weitere Tabletteneinnahme überflüssig gemacht werden. Seinem früheren Hausarzt wirft er vor, daß dieser ihn mit (suchterzeugenden) Medikamenten abgespeist hat. Dies gab ihm die Möglichkeit, die Verantwortung für sein Suchtverhalten dem Arzt zuzuschieben. Mit der Schmerzbehandlung wurde gleichzeitig eine gute vertrauensvolle Arzt-Patientenbeziehung aufgebaut und eine Art Arbeitsbündnis mit dem Ziel, auf diese Weise den Tablettenmißbrauch zu beherrschen. Der Arzt wurde als Kontrollinstanz installiert zur Überwachung des Suchtverhaltens und als einer, zu dem er jeder Zeit kommen kann mit der Erwartung, daß dieser ihm seine Schmerzen wegnehme. Dieses Rollenspiel funktionierte schließlich so gut, daß der Patient in letzter Zeit nur noch selten, etwa alle ein bis drei Monate, zur Behandlung kommen muß.

6. Eine 66jährige Frau wird seit über einem Jahrzehnt wegen wechselnd starker auf familiäre Sorgen beziehbarer Ängste und Depressionen, auch mal schmerzhafter Verspannungen im Nakken-Schulterbereich behandelt. Nach dem Tod des Lebensgefährten entwickelt sie zunehmend eine Art hysterisch kolorierter angstneurotisch-depressiver Symptomatik mit lautem Jammern über unerträgliche Schmerzen im linken Bein, derentwegen sie nicht mehr das Haus verlassen könne. Ständige Beanspruchung von Nachbarn und Bekannten mündet schließlich in Krankenhausaufenthalten. Besser wird das ganze Bild schlagartig nach mehreren Injektionen in die linke Ileosacralfuge und den praesacralen Muskelansatz. Nach einem Monat wiederholt sich das Beschwerdebild in ebenso dramatischer Weise und wird wiederum durch einige Injektionen behoben. Weitere Medikamente sind Bromazepam (seit acht Jahren Abhängigkeit), Doxepin begleitend zur Injektionstherapie, was aber das Rezidiv allein nicht verhindern konnte. Das Krankheitsbild fungierte als eine Art Konversionssymptom im Rahmen einer nicht bewältigten Trauerarbeit. Da es auf unbewußten Mechanismen beruhte, konnte die Patientin es aus eigener Kraft nicht wieder auflösen. Sie benötigte dazu die mit starker Suggestivkraft ausgerüstete Schmerzbehandlung, um ihr seelisches Gleichgewicht und damit auch ihr körperliches wiederzugewinnen. In der Zwischenzeit sind keine weiteren Krankheitsanfälle aufgetreten.

7. Eine 30jährige leicht lernbehinderte Frau, die mit sechs Jahren ihre Mutter verlor, leidet seit der Schulzeit in extremem Maße unter Minderwertigkeitsgefühlen. Sie bewährt sich als zuverlässige und fleißige Arbeiterin neben Kollegen und Kolleginnen in der Fabrik, und es gelingt ihr, trotz extremer sexueller Hemmungen, einen ansehnlichen Mann zu finden. Ein Jahr nach der Heirat beginnt sie sich einzubilden, daß die anderen über sie reden, über angebliche sexuelle Ausschweifungen; sie hört sie schließlich reden. Der heimlich, aber sehnlich gehegte Kinderwunsch geht nicht in Erfüllung. Zum Frauenarzt traut sie sich nur einmal. Unter ihren Kolleginnen und auf der Straße mag sie sich kaum noch blicken lassen. Selbstmordimpulse und angedeutete Selbstmordversuche erfolgen von Zeit zu Zeit. Die sexuellen Aktivitäten des Paares gehen immer mehr zurück. Hartnäckig und beharrlich geht sie weiter in die Fabrik. Der Befund läßt sich beschreiben als eine Art sensitiven Beziehungswahns, der sich zeitweise ausweitet zu einer paranoiden Psychose, die sich auf die

Minderbegabung aufpfropft. Dabei bleibt der Kern der Persönlichkeit stabil. Ohne irgendwelche Zeichen schizophrener Wesensänderung erweckt sie Gefühle warmherzigen Beschützens. Die von ihr vorgebrachten Beschwerden bestehen in starken Kopfschmerzen, zeitweise auch schmerzhaften Verspannungen der Schulterpartien, die so schwerwiegend sind, daß die Arbeit infolge der Verkrampfungen und Schmerzen kaum noch durchgeführt werden kann. Nur einmal setzt sie deshalb und wegen der verstärkten paranoiden Ängste für zwei Wochen bei der Arbeit aus. Mittels Injektionen können die Verspannungen und Schmerzen auf ein erträgliches Maß reduziert werden, so daß hierdurch die Arbeit wieder aufgenommen werden und das soziale Funktionieren und damit auch das innerpsychische gewährleistet bleiben kann. Zeitweise wird begleitend mit dem Neuroleptikum Fluphenazin als Depot oder oral behandelt, was eine gewisse Eindämmung der Ängste, aber kaum der paranoiden Symptome bewirkt. Antidepressiva (Maprotilin) sind wirkungslos. Nachdem sich durch die Schmerzbehandlung eine vertrauensvolle Beziehung aufgebaut hat, kann die Patientin über ihren Kinderwunsch sprechen und den Ratschlag annehmen, daß sich beide auf ihre Fertilität untersuchen lassen. Da sich herausstellt, daß beide körperlich gesund sind, liegt die Vermutung einer psychogenen Sterilität nahe. Die Patientin kann sich schließlich nach eingehender Besprechung des Problems damit abfinden, daß sie nicht schwanger wird. Sie sieht dies nun nicht mehr so sehr als ihr persönliches Versagen an, worüber die anderen heimlich reden. Durch die Erhaltung ihrer Arbeitsfähigkeit mittels der Schmerzbehandlung wird ihr Selbstbewußtsein soweit stabilisiert, daß sie sich als vollwertigen Menschen auch unter den gegebenen Umständen akzeptieren kann.

4. Einige neurophysiologische und neurochemische sowie pharmakologische Grundlagen

Nozizeption

Die Schmerzempfindung wird im wesentlichen vermittelt über die Strukturen des nozizeptiven Systems, welches aus verschiedenartigen peripheren (sensorischen) Rezeptoren sowie afferenten und efferenten Bahnen und den zentralen Verarbeitungsstrukturen im Gehirn besteht. Der rein „seelische“ Schmerz entsteht naturgemäß im Gehirn selber. Eine andere, noch nicht endgültig geklärte Modalität nimmt der neuralgische Schmerz ein, wobei die Nervenfaser selber in ihrem Verlauf geschädigt ist und zugleich der Ausgangspunkt einer oft als brennend empfundenen Schmerzwahrnehmung. Nicht jede Erregung von Nozizeptoren führt zu einer Schmerzempfindung. Ob die Erregung überhaupt bewußt wahrgenommen wird und inwieweit sie als schmerzhaft registriert wird, hängt von verschiedenen Faktoren der neuralen und zentralen Verarbeitung ab, wie hormonalen Faktoren (welche durch Streß verändert werden), Wachheits- und Bewußtseinszustand, Aufmerksamkeit, Zuwendung, allgemeiner Gemütslage und erworbenen Reaktionsbereitschaften aufgrund der verschiedenen Sozialisation und früherer Erfahrungen. Daß die Schmerzwahrnehmung und überhaupt die Afferenz zum zentralen Nervensystem modifiziert werden kann, zeigt schon die Tatsache, daß das nozizeptive System etwa genauso viel afferente wie efferente Bahnen enthält. Noxische Reize führen auch reflektorisch zu Reaktionen des autonomen Nervensystems wie Erweiterung der Hautgefäße, bei stärkerem Schmerz zu Reaktionen des cardiovaskulären und respiratorischen Systems sowie zu Übelkeit, Erbrechen, Schweißausbruch und Blutdruckabfall (*Wörz,* S. 5). Die ebenfalls auftretenden mehr oder weniger starken Muskelverspannungen induzieren den bereits erwähnten Regelkreis von Verspannungen und möglicherweise Dauerschmerz, wobei hier insbesondere die affektive Bewertung eine große modifizierende Rolle spielt. Mit der bewußten Schmerzempfindung geht auch eine Tonusverschiebung innerhalb des allgemeinen vegetativen Systems einher, vornehmlich in Richtung einer Steigerung des Sympathicotonus mit gesteigerter Bewußtseinshelligkeit und allgemeiner ergotroper Reaktion.

Schmerzrezeptoren finden sich nicht nur in der Haut, sondern auch (als Tiefenschmerzen) in Muskeln, Knochen, Gelenken und Bindegewebe. Der Schmerzcharakter hat insbesondere zwei Komponenten, einmal einen gut lokalisierbaren scharfen Schmerz, welcher über relativ schnell leitende dünne myelinisierte Nervenfasern fortgeleitet wird, sodann einen Schmerz von dumpfem brennendem Charakter, welcher über unmyelinisierte Nervenfasern geleitet wird. Letztere Schmerzkomponente steht bei viszeralen Schmerzen, aber auch bei anderen tiefen Schmerzen im Vordergrund (*Wörz,* S. 8).

Die dünnen markarmen Fasern werden durch lokalanaesthetische Substanzen rascher reversibel ausgeschaltet als die markreichen, während umgekehrt bei Kompression zuerst die dicken, dann die dünnen markhaltigen und zuletzt die marklosen Fasern unerregbar werden (*Rein* und *Schneider,* S. 440). Nimmt die Zahl der Nervenfasern bei Schädigung der Nerven ab, dann ist die Lokalisierbarkeit bei Schmerzrezeptoren der Haut stark herabgesetzt, und es entsteht eine diffuse quälende Schmerzempfindung. Es ist also gleichzeitig der Schmerzcharakter verändert (Kausalgie). Hypalgesie durch Ausfall von Schmerzfasern in irgendeinem Niveau der gesamten Schmerzbahn führt regelmäßig gleichzeitig zu Hyperpathie, oft zu einer Art brennender Empfindung. Die Erklärung ist möglicherweise die, daß normalerweise die Impulse von den langsam leitenden Schmerzfasern auf dem Wege zum Großhirn durch die schneller eintreffenden von den Berührungsrezeptoren blokkiert werden. Da gleichzeitig auch die Zahl der Schmerzfasern vermindert ist, entsteht ein quälender ausgebreiteter Schmerz (*Rein* und *Schneider*, S. 457 u. 642). Die im Gehirn ankommende Erregung wird bei Nervenschädigung vermutlich auch dadurch modifiziert, daß bekanntlich die Fasern des vegetativen Nervensystems marklos sind und langsamer leiten als die markreichen Teile des phylogenetisch jüngeren Nervenapparats. Dabei ist beachtenswert, daß

Kausalgie

auch bestimmte sensible Fasern markarm oder marklos sind. Diejenigen postganglionären sympathischen Fasern, die nicht zu den Eingeweiden, sondern zu Knochenhaut, Muskel usw. ziehen, verlaufen als sehr markarme Rami communicantes grisei zu den gemischten Nerven und erreichen mit diesen ihren Bestimmungsort.

zentrale Schmerzverarbeitung

Protopathische Schmerzreize erreichen unter anderem direkt die Retikularisformation, wodurch Angstaffekte und eine Weckwirkung erzeugt werden. Abzweigungen zum limbischen System bewirken wesentliche Anteile einer allgemeinen Lust-Unlust-Affektmodalität. Wenn die Erregung der Retikularisformation durch Schlafmittel gedämpft wird, können hiermit auch die Schmerz- und Angstaffekte dämpfend beeinflußt werden, wohingegen zentral wirkende Analgetika – vor allem Morphine – meistens im Hippocampus angreifen. Auch die bewußte kognitive Wahrnehmung spielt für das Schmerzerleben eine modifizierende Rolle. Zumindest wird beschrieben, daß bei Frontalhirnverletzungen Schmerzen zwar noch wahrgenommen, aber leichter ertragen werden.

Neurohumorale Forschungen der letzten Zeit erbrachten erstmals den Nachweis für das Vorliegen humoraler und neuronaler Substrate bei der Vermittlung zwischen psychischen Faktoren und Schmerzwahrnehmung. Eine wesentliche Rolle hierbei spielen die Neurotransmitter aus der

Endorphine

Gruppe der Endorphine und Enkephaline. Hierbei handelt es sich insbesondere um körpereigene morphiumartige Stoffe, wobei entsprechende – jeweils auf einen spezifischen Stoff ansprechende – Rezeptoren überall im Nervensystem und auch an inneren Organen gefunden wurden. Nach *Herz* werden sie vorwiegend in der Nervenzelle synthetisiert und wandern dann die Neurone entlang bis zur peripheren Synapse. Ihre wesentliche Funktion ist die Anhebung der Nozizeptionsschwelle durch den spezifischen Überträgerstoff (Liganden). Den körpereigenen (endogenen) Liganden ähnlich sind die auf spezielle Rezeptoren des Nervensystems wirkenden exogenen Liganden wie die verschiedenen Morphine und anderen Alkaloide. Hier eröffnet die neurochemische Forschung ein weites Feld möglicher neuer zentral wirkender Schmerzmittel in Anlehnung an die körpereigenen Überträgerstoffe *(Herz)*. Endorphine blockieren auch die Schmerzübertragung im Hinterhorn des Rückenmarks. Außerdem finden sich Endorphinrezeptoren in den palaeospinalen Systemen der Substantia gelatinosa und dem periaquaeductalen Grau des Mittelhirns und des medialen Thalamus, insbesondere auch in der Hypophyse, im Hypothalamus und im Mesencephalon *(Larbig)*. Erniedrigte Endorphin-Spiegel finden sich bei Patienten mit chronischen Schmerzzuständen, auch z.B. bei der Migräne im Anfall. Erhöhte Endorphin-Werte gibt es bei florider Schizophrenie und Zyklothymie. Im Streß findet sich eine gleichzeitige Ausschüttung von ACTH und Endorphinen. Nach *Herz* stimuliert Streß allgemein den Endorphin-Mechanismus, wie ja auch in unspezifischer Weise eine Erhöhung des ACTH-Spiegels durch Streß nachweisbar ist.

Lokal-anaesthetica

Zur Schmerzbehandlung eignen sich besonders die bei richtiger Applikation relativ gefahrlos, gezielt und wirkungsvoll einsetzbaren Lokalanaesthetica. Durch sie läßt sich eine temporäre Nervenleitungsunterbrechung erzielen, welche an jedem Ort zwischen Schmerzrezeptoren und Gehirn applizierbar ist.

Alle Lokalanaesthetica wirken in der Weise, daß zuerst Nerven mit gefäßkontrahierender Funktion unterbrochen werden, sodann schmerzleitende, danach taktile, zuletzt motorische Nerven. Nachdem zuerst das Procain breite Verwendung fand, sind jetzt wegen der intensiveren und längeranhaltenden Wirkung folgende Medikamente empfehlenswert:

a) Mepivacain – dieses Mittel hat sich als das brauchbarste Universalmittel zur therapeutischen Lokalanaesthesie bewährt, sowohl zur direkten Applikation an den sensiblen Nerven als auch zur Infiltration schmerzhaft kontrahierter Muskelpartien, meist in einer Konzentration von 1 %. Es hat als einziges keine vasodilatatorische Komponente. Die Wirkung hält im Durchschnitt zwei Stunden an bei einer Latenz von weniger als zwei Minuten. Möglichst ohne Adrenalinzusatz angewandt liegt die Maximaldosis für eine Sitzung bei ca. 300 mg.

b) Bupivacain – dieses Mittel gilt als erheblich toxischer. Es hat jedoch eine längere Wirkungsdauer von 5–6 Stunden und wirkt damit bei Anwendung der Konzentration von 0,5 % etwa dreimal länger als Mepivacain, wobei nur etwa die Hälfte der Menge appliziert zu werden braucht. Die Maximaldosis beträgt bei der 0,5 %-Zubereitung 150 mg.

Psychopharmaka

Chronische Schmerzzustände sowie Schmerzen, die offensichtlich von einer depressiven Verstimmung begleitet sind, weisen oft eine zumindest graduelle Besserung auf, wenn zusätzlich antidepressive Medikamente verabreicht werden. Hierzu eignet sich besonders – als Langzeitmedikation – das Amitryptilin in einer Dosierung von 25–75 mg, am besten als Retardform mit einmaliger abendlicher Gabe. Ebensogut wirksam ist auch Maprotilin, ebenfalls meist in der Dosierung von 25–75 mg. Bei mehr ängstlichen und unruhigen Patienten ist häufig Doxepin wirksam – tagsüber in niedriger Dosierung von 5–25 mg morgens und mittags, abends 50 mg. Auch andere Antidepressiva können eingesetzt werden. Bei chronischen schmerzhaften Verspannungen und mit Verspannungen einhergehenden Schmerzzuständen, bei welchen sich die Ursache nicht beheben läßt, kommt man bisweilen nicht umhin, außerdem ein Benzodiazepin zu geben, was hierbei gleichzeitig seine muskelrelaxierende als auch zentral sedierende Wirkung entfalten kann. Die Gefahr der Abhängigkeit ist natürlich zu diskutieren, zumal es sich häufig um längerfristig gegebene Medikamente handelt. Andererseits handelt es sich hier um Schmerzzustände, wo ein langfristiger Gebrauch oder auch Mißbrauch von Schmerzmitteln bereits vorhanden war oder zu befürchten ist, was auf die Dauer noch weitaus bedenklichere Folgen hat. Geeignet sind Benzodiazepine mit langer Halbwertzeit, wie z.B. Bromazepam, in der Regel abends 6 mg.

Spezielle Schmerzformen, insbesondere die Gesichtsnervenneuralgien und selteneren Kopfschmerzformen sowie die mehr oder weniger klassische Migräne erfordern natürlich spezielle Mittel, die individuell herausgefunden werden müssen. Bewährt hat sich Carbamazepin – nicht nur bei der Trigeminus-Neuralgie, sondern bisweilen auch bei anderen sonst schwer beherrschbaren peripheren Neuralgien sowie auch bei neuralgischen und hyperpathischen Schmerzzuständen infolge einer Polyneuritis. Auch Phantomschmerzen sprechen bisweilen hierauf an. Nächtliche Muskelkrämpfe und Phänomene wie das Restless legs-Syndrom reagieren am besten auf Clonazepam, abends 1–2 mg. Die übrige Pharmakologie richtet sich nach den jeweiligen Begleitsymptomen (s. Fallbeispiele u. 2. Abschnitt des Buches).

II. Schmerzbilder und deren Behandlung

1. Kopf- und Gesichtsschmerzen

a) Organmedizinische Syndrome und Behandlungstechniken

Kopfschmerz-syndrome

Bei den Kopfschmerzen gibt es bekanntlich hinsichtlich Ursache und Symptomatik getrennte Syndrome, welche aber fast sämtlich ineinander übergehen können. Wichtig ist zunächst, die auf schwerwiegenden organischen Erkrankungen beruhenden Kopfschmerzformen zu erkennen und möglichst einer ursächlichen Organbehandlung zuzuführen. Hierzu dient zunächst einmal eine genaue Anamnese und Befunderhebung einschließlich der neurologischen und gegebenenfalls ophthalmologischen und Hals-Nasen-Ohrenärztlichen Untersuchung. Zu nennen sind hier einmal die entzündungsbedingten Kopfschmerzen, z.B. bei Meningitis, Neuralgien bei Virusinfektionen sowie bei lokalen bakteriellen Infektionen der Nasennebenhöhlen sowie die Arteriitis temporalis (meist mit Augenbeteiligung) dann die verschiedenartigen Tumoren und Gefäßmißbildungen im Gehirn- und Kopfbereich. Insbesondere bei recht typischer Migränesymptomatik ist neben der hereditären Disposition ein Angiom durchaus nicht so selten. Internistische Befunde wie Hypertonus, Uraemie und Intoxikation und die häufig durch Medikamentenabusus zumindest chronisch gewordenen Kopfschmerzen sind zu bedenken. Letztere Form wurde durch *Gerber* u. a. bekannt gemacht, wobei er als „Analgetica-Syndrom" eine vorwiegend bei Frauen vorkommende Form von chronischen Kopfschmerzen zusammen mit allgemeiner „Nervosität", Hautverfärbung, Voralterung und Nierenschädigung zusammenfaßt, welche durch chronischen Gebrauch von Analgetica hervorgerufen wird, insbesondere Mischpräparaten. Die Patienten nehmen im Durchschnitt 35 Tabletten in der Woche, wobei vor allem Coffein, Alkaloide (Codein) sowie früher auch Barbiturate, aber auch chronischer Ergotamin-Gebrauch nachweisbar sind.

Analgetica-Syndrom

Der weitaus größte Anteil von in der Praxis zu behandelnden Kopfschmerzen, welche ja gewöhnlich erst bei Chronifizierung und Resistenz gegen die üblichen Kopfschmerzmittel zum Arzt kommen, beruht auf einer Dauerverspannung der vom Nacken-Schulter-Bereich an der Hinterhauptschuppe ansetzenden Muskelpartien oder wird zumindest dadurch chronifiziert. Dies kann bereits erkannt werden durch die mehr oder weniger nach vornüber gebeugte Kopfhaltung, die hochgezogenen Schultern und den „Stiernacken" – eine Haltung, welche deutlich zum Ausdruck bringt, daß der Kopf zwischen die Schultern gesteckt wird. Manchmal imponiert auch lediglich eine federnde Gespanntheit, mit welcher der Kopf „trotzig" hochgehalten wird. Ein Druck auf die Vertiefung rechts und links zwischen dem Ansatz des Splenius capitis und Sternocleidomastoideus ruft eine deutliche Verstärkung der Kopfschmerzen hervor, oft bis über oder hinter die Augen. Die Schmerzen können auch einseitig sein und dann migräneartig wirken (Migraine cervicale).

cervicaler Kopfschmerz

Eine sehr wirksame Behandlungsmöglichkeit dieser Art von Kopfschmerzen besteht darin, beidseits und etwas unterhalb vom Ansatz des M. trapezius am Hinterhaupt in die Vertiefung zwischen diesem und dem Ansatz des Sternocleidomastoideus beidseits 5 ml 1% Mepivacain zu injizieren (Kanüle Stärke 14 gleich 0,65 × 32 mm). Hiermit erreicht man in der Regel eine vorübergehende Betäubung des gesamten Hinterhaupts (über den N. occipitalis maior und minor, oft auch den N. auricularis magnus) sowie eine gewisse Erschlaffung der an der Hinterhauptschuppe an-

suboccipitale Injektion

setzenden Nackenmuskulatur. Mit dieser Methode läßt sich ein akuter Nackenkopfschmerz meist innerhalb von Minuten, ein chronischer Kopfschmerz durch mehrmalige Injektionen (zwei- bis dreimal wöchentlich über mehrere Wochen) sehr wirksam beherrschen. Auch viele Mischformen mit dem Charakter einer echten Migräne werden positiv beeinflußt, ebenso wie Symptome des vertebrobasilären Syndroms in Form von Ohrensausen und Labyrinthschwindel sowie von unspezifischen Schwindelzuständen, infolge einer Entlastung der Arteria vertebralis und des diese umgebenden sympathischen Nervengeflechts.

Zur Erklärung dieses Effekts seien hier die wichtigsten anatomischen Gegebenheiten des vertebro-occipitalen Übergangsgebiets skizziert: Die von außen tastbare und sich vorwölbende oberste Muskelpartie beidseits der Halswirbelsäule zum Hinterhauptsansatz, welche an der Linea nuchae superior ansetzt, wird vom M. trapezius gebildet. Lateral davon setzt hinter dem Ohr mit einigem Abstand der M. sternocleidomastoideus an. Dazwischen, etwas tiefer, verläuft von der Halswirbelsäule nach lateral, ebenfalls gegen die Linea nuchae superior und den Proc. mastoideus, der M. splenius capitis. Lateral vom M. trapezius zieht der N. occipitalis maior zum Hinterhaupt, medial vom M. sternocleidomastoideus der N. occipitalis minor. Der erstere wird aus den Rr. dorsales der Nervenwurzeln C_2 und C_3 gebildet, der kleinere Hinterhauptsnerv hingegen aus den ventralen Nervenwurzeln des Plexus cervicalis. Aus diesem Plexus stammt auch der N. auricularis magnus, welcher ebenfalls etwas tiefer am hinteren Rand des Sternocleidomastoideus austritt und nach vorne zum Ohransatz verläuft. Mittels der genannten Injektionstechnik kann man unter Umständen alle drei Nerven erreichen, zumindest aber die beiden Occipitalnerven. Die Nadel wird dabei so angesetzt, daß die Einstichrichtung zwischen Trapeziusansatz und Sternocleidomastoideus schräg nach oben geführt wird, wobei man den M. splenius capitis und die Sehne des

Semispinalis capitis, welche am Planum nuchale ansetzt, durchsticht, um mit der Nadelspitze die Hinterhauptsschuppe etwa oberhalb der Linea nuchae inferior zu erreichen. Hierdurch ist man sicher, auf jeden Fall oberhalb der Membrana atlanto-occipitalis zu sein. Durch Aspiration versichert man sich, daß kein Blutgefäß angestochen wurde. Wenn man direkt auf der Hinterhauptsschuppe injiziert, ist die Technik nachgewiesenermaßen ungefährlich und in meiner Praxis bereits mehrhundertfach erprobt. Auch bei leichten Schleudertraumen der Halswirbelsäule mit den entsprechenden Nackenkopfschmerzen ist diese Technik sehr wirkungsvoll, zumal man auch eine Entspannung der kleinen Kopfmuskeln (M. rectus capitis post. maior und minor sowie M. obliquus capitis sup. und inf.) erreicht, welche sämtlich von den dorsalen Wurzeln C_1 und C_2 versorgt werden. Unter diesen kleinen Muskeln verläuft die Arteria vertebralis, welche sich durch die entsprechenden Foramina der Querfortsätze hindurchwindet, nach medial über den Atlas verläuft und die Membrana atlanto-occipitalis durchbohrt. Die Erfahrung, daß mittels der genannten Injektionstechnik auch manifeste Vertebralis-Syndrome mit Tinnitus und drop attacks (Schwindelsymptome mit plötzlichem Hinfallen) beeinflußt werden können, läßt vermuten, daß eine Entlastung und Dekompression der Arterie in diesem Bereich erreicht werden kann. Hier spielen die genannten vegetativreflektorischen Mechanismen eine Rolle, wobei vermutlich Spasmen der A. vertebralis gelöst werden.

Vertebralis-Syndrom

Hofferberth zählt den dumpf bohrenden Nackenkopfschmerz, welcher sich unter Umständen bis in die Augen-Schläfengegend ausbreitet, zu den Frühsymptomen der vertebrobasilären Insuffizienz. Hinzu kommt häufig ein durch Kopfdrehung, insbesondere Reklination provozierbarer Schwindel *(Karbowski)*. Dieser läßt sich vom vaskulär oder ototoxisch bedingten Labyrinthschwindel durch entsprechende otologische Untersuchung unterscheiden.

Schwindel

„Hörsturz“ Auch der sogenannte Hörsturz ist in der Regel, wenn er nicht zu plötzlicher bleibender Ertaubung führt und im *Tinnitus* Verein mit starkem Tinnitus auftritt oder diesem folgt, durch eine (funktionell-psychogen) verursachte akute Vertebralis-Insuffizienz bedingt. Ich habe ihn mehrmals in meiner Praxis allein durch suboccipitale Injektion (oder gar allein durch Psychotherapie) beheben können, also mit derselben Technik, die auch bei Nackenkopfschmerz angewandt wurde.

Migräne Die echte Migräne hingegen beruht im wesentlichen auf einer hereditär-konstitutionellen Disposition, welche sich in der Regel bereits durch Erhebung der Familienanamnese und unter Umständen durch Bindung an biologische Phasen wie Pubertät, Monatsperiode und durch den typischen Verlauf unterscheiden läßt. Dieser besteht in kopfschmerzfreien Intervallen, häufig in typischen Vorboten wie Augenflimmern, eventuell flüchtigen Herdsymptomen (Migraine accompagnée). Darauf folgen bohrender Halbseitenkopfschmerz, vorwiegend in der Stirn-Schläfen-Gegend, mit Lichtempfindlichkeit und starkem Brechreiz. Der ganze Anfall dauert ein bis drei Tage. Der pathophysiologische Mechanismus ist immer noch nicht in allen Einzelheiten geklärt. Nach *Schroth* und *Haag* (*Gerber* und *Haag,* Migräne) geht ein Anfall auf jeden Fall mit Tonus- und Kaliberschwankungen der intracraniellen Gefäße einher, wobei die Aura-Phase durch verminderte Hirndurchblutung gekennzeichnet ist und der Migräneschmerz selber durch starken Anstieg sowohl der intra- als auch extracraniellen Durchblutung (teilweise an der Arteria temporalis tastbar). Der eigentliche Migräneschmerz, möglicherweise auch die Auslösung der gesamten Attacke, scheint durch Konzentrationen von Serotonin im Hirnstamm verursacht zu werden. Eine Triggerung dieser gesamten Vorgänge ist bekanntlich durch eine Vielzahl exogener und endogener Auslöser möglich wie Wetterumschwünge, verlängerten Morgenschlaf, Streß, psychodynamische Mechanismen oder auch eine Hypoglycaemie. Zur Kupierung eines Anfalls ist eine Kombination von Ergotamin und Coffein, wie sie in verschiedenen Präparaten angeboten werden, am wirksamsten. Hiermit können bis zu 90% aller Migräne-Patienten zufriedenstellend behandelt werden. Sonst wirken unter Umständen auch die üblichen Kopfschmerzpräparate wie Acetylsalicylsäure und Metamizol. Gegen den unter Umständen extremen quälenden Brechreiz kann mit größtem Erfolg Haloperidol i.v. eingesetzt werden, wobei unter Umständen Biperiden gegen die extrapyramidalen Begleitsymptome bereitgestellt werden muß. Die übliche Magenatonie kann natürlich auch oral mit Domperidon oder Metoclopramid beeinflußt werden. Zur (m.E. unnötigen) Intervalltherapie werden vor allem Beta-Blocker (Propranolol u. a.), unter Umständen auch Clonidin oder Methysergid empfohlen. Von der Behandlung der hormonabhängigen Migräne mit Antikonzeptiva wird wegen der bei Migräne-Patienten erhöhten cerebralen Insultgefahr abgeraten. Wenn die Migräneanfälle in sehr dichten Abständen auftreten oder zwischendurch andersartige Kopfschmerzen dazukommen, so sollte auf jeden Fall nach anderen Ursachen geforscht werden. Oft handelt es sich um einen chronischen Medikamentenmißbrauch (s. o.), um das Hinzutreten meist psychogener unspezifischer Nackenkopfschmerzen oder um Faktoren psychodynamischer Natur zusammen mit erhöhtem Streß. Hier läßt sich eher mittels psychotherapeutischer Maßnahmen, Sozialtherapie, Injektionstherapie (s. o.) sowie unter Umständen mit Hilfe von Antidepressiva, notfalls auch vorübergehend Tranquilizern, der Zustand beherrschen. Voraussetzung ist selbstverständlich die Abklärung einer organischen Ursache.

Cluster-Kopfschmerz

Von der Migräne abzugrenzen ist der sehr selten auftretende Cluster-Kopfschmerz oder auch *Bing-Horton*-Neuralgie, welche mit sehr viel kürzeren, meist 10–20 Minuten dauernden Schmerzattacken im Stirn-Schläfenbereich einhergeht, begleitet von einseitiger Gesichtsrötung, Tränenfluß und konjunktivaler Reizung. Auch hier sollen – wie bei der Migräne – Mutterkornalkaloide wirksam sein. Eine „vasomotorische“ Genese wird angenommen. Das männliche Geschlecht ist bei dieser Form – im Gegensatz zur Migräne – vorherrschend.

Arteriitis temporalis

Ebenso selten ist der halbseitige Schläfenkopfschmerz aufgrund einer Arteriitis temporalis, welcher in der Regel mit Fieber, Müdigkeit, Muskelschmerzen und einer erhöhten Blutsenkung einhergeht, da es sich um eine entzündliche Erkrankung der Temporalarterie handelt. Begleitet wird dieses Krankheitsbild in der Hälfte der Fälle von einer ischaemischen Optikusneuropathie, welche auch ohne Kopfschmerzen als „stille ischaemische Erblindung“ verlaufen kann. Die Therapie besteht in hochdosierten Corticosteroidgaben über mindestens sechs Tage *(Barolin)*.

Glaukom-Anfall

Auch ein akuter Glaukom-Anfall kann sich in einem bohrend stumpfen Stirnkopfschmerz äußern, unter Umständen im Verein mit Erbrechen und Schwindel.

Ohrenschmerzen bei Facialis-Parese

Bei der peripheren Facialis-Parese treten in etwa der Hälfte der Fälle Ohrenschmerzen auf. Diese sind selten (höchstens 8%) durch eine – dann meist chronische – Otitis bedingt oder durch ein Cholesteatom. In der Regel können sie aber nur dadurch erklärt werden, daß der N. facialis durch Anastomosen mit sensiblen cervicalen Nerven ein kleines Gebiet hinter dem Ohr und im äußeren Gehörgang sensibel versorgt (sogenannte *Hunt*sche Zone). Es kann auch zu regelrechten Hinterkopfschmerzen dabei kommen, welche auf weitere Anastomosenbildungen mit dem N. occipitalis maior zurückzuführen sind. Dies erklärt auch die Tatsache, daß suboccipitale Mepivacain-Injektionen diese Kopfschmerzen prompt beseitigen können.

Zoster oticus

Auch ein Zoster oticus kann eine periphere Facialis-Parese sowie vom Ohr ausstrahlende Kopfschmerzen hervorrufen. Als Therapie werden hier Infusionen mit Aciclovir empfohlen (5 mg pro kg).

Die ungewöhnlich reiche sensible Innervation des Mittelohrs und des äußeren Gehörgangs erklärt auch weitere seltene neurogene Ohrenschmerzen, welche über folgende Nerven laufen: N. auriculo-temporalis, N. alveolaris inferior, N. vagus. Ohrenschmerzen können auch die Folge eines *Costen*-Syndroms im Temporomandibulargelenk sein.

Costen-Syndrom

Seltene Gesichtsneuralgien werden verursacht durch Irritationen des N. glossopharyngeus sowie des N. laryngeus superior (N. vagus).

Gesichtsneuralgien

(Über sämtliche Gesichtsneuralgien s. *Schmidt* und *Malin:* Erkrankungen der Hirnnerven).

Die häufigste Form der Gesichtsneuralgie stellt die Trigeminusneuralgie dar, auch „Tic douloureux" genannt. Typisch ist die gewöhnlich halbseitige, auf die beiden unteren Äste beschränkte, Sekunden oder Minuten andauernde Attacke messerstichartiger äußerst heftiger Schmerzen, meist hervorgerufen durch leichteste Triggermechanismen wie Sprechen, Essen, Zugluft oder auch ohne irgendwelche erkennbaren Auslöser, im Extremfall sogar aus dem Schlaf heraus. Das Mittel der Wahl ist Carbamazepin, anfangs hochdosiert bis zu 5 × 200 mg. Wirksam sind unter Umständen auch Phenytoin und Baclofen, letzteres auch als Infusion empfohlen. Ich selber habe bisweilen sehr gute Erfolge mit der Infusion von 1–2 Ampullen Maprotilin, evtl. zusammen mit 1–2 Ampullen Clomipramin in 250 ml Kochsalzlösung erzielen können. Eine Abart der Trigeminusneuralgie tritt in übersignifikanter Häufigkeit bei (evtl. bis sechs Jahre später sich manifestierender) multipler Sklerose auf.

Trigeminusneuralgie

Seit Beginn des Jahrhunderts sind verschiedene Methoden neurochirurgischer Intervention bekannt – angefangen von den offenen Radicotomien über die Zerstörung des Ganglion Gasseri mit Alkohol, Elektrocoagulation, Thermocoagulation oder Glycerin-Injektionen, sämtlich (teilweise) gefolgt von Sensibilitätsstörungen bis zu schweren Mißempfindungen in Form brennender Schmerzen. Die modernste und schonendste Methode besteht in der microvaskulären Dekompression der Trigeminus-Wurzel im Kleinhirnbrückenwinkel – neben der noch erfolgreich praktizierten Thermocoagulation *(Penzholz)*.

Auch bei der Trigeminus-Neuralgie gibt es – wie bei der Migräne – atypische Formen mit mehr Dauerschmerzcharakter, aber auch typische Anfallsformen, welche durch psychogene Mechanismen aufrechterhalten werden *(Sperling)*. Oft gehen sie mit deutlichen depressiven, bisweilen auch konversionsneurotischen Symptomen einher. Kurzfristig treten sie auch als Neuritis bei Virusinfektionen auf. Die Formen mit Dauerschmerzcharakter reagieren oft gut auf Einspritzung an die schmerzhaften Nervenaustrittspunkte mit 1–2 ml 1% Mepivacain.

b) Psychodynamische Aspekte und Behandlungsmethoden

Es kann nicht ohne Bedeutung sein, daß in unserer Zeit körperliche und seelische Belastungen häufig „Kopfzerbrechen" machen, während offensichtlich in früheren Jahrhunderten eher von herzzerbrechenden Gefühlen die Rede war. Die Kopflastigkeit unserer Denk- und Empfindungsstruktur scheint bisweilen so weit zu gehen, daß außer im Kopf kaum noch etwas vom Körper differenziert wahrgenommen wird. Auch sonst werden Affekte wie Angst und Wut wohl häufiger in Systeme projiziert, welche direkt der neocorticalen Wahrnehmung und Steuerung unterworfen sind – wie das Muskelsystem und die Hautoberfläche. Wenn man altertümliche Texte liest, z. B. auch die Psalmen des Alten Testaments, so ist bei der Schilderung von Schmerzen eher von Leber und Niere die Rede und von „Brennen in den Eingeweiden" oder ähnlichen visceralen Empfindungen. Dies schließt sicher nicht aus, daß auch den heutigen Menschen manches „an die Nieren geht" oder daß ihm „eine Laus über die Leber läuft". Aber schon eher werden Mißempfindungen an Magen und Herz, also Organe oberhalb des Zwerchfells, als affektbedingte Symptome akzeptiert.

Ätiologie

Außer bei so dramatischen Symptomen, wie sie bei einer akuten Meningitis oder Subarachnoidalblutung auftreten, wobei meistens später eine Bewußtseinstrübung hinzutritt, vermischt sich bei der Kopfschmerzsymptomatik immer eine recht persönlichkeitstypische psychologische Problematik mit möglichen oder nachweisbaren organischen Veränderungen in einer Weise, daß auch bei der Möglichkeit eindeutiger psychodynamischer Zuordnung zu einem Kopfschmerzanfall ein organpathologisches Geschehen nicht sicher auszuschließen ist.

kindlicher Kopfschmerz

Wie häufig kommt es vor, daß Kinder, welche „nervös" und sensibel wirken und bei denen die Eltern über Schulprobleme klagen, wegen morgendlicher Kopfschmerzen und Erbrechen in die Praxis kommen. Leider kommt es immer wieder vor, daß angesichts des unspezifischen Charakters der Kopfschmerzen und der nervösen Probleme ein Hirntumor übersehen wird. Auch dieser kann ursächlich für Schulversagen und Konzentrationsschwäche verantwortlich sein. Typischer für Hirndruckzeichen sind morgendliches Nüchternerbrechen ohne Übelkeit (auch bei kindlicher Migräne möglich), evtl. Veränderung der Handschrift bei Kleinhirntumoren, plötzliches Verschwinden der Kopfschmerzen infolge Sprengung der Schädeldecke oder Progression der Kopfschmerzen sowie Zunahme des Kopfumfanges. Psychogene kindliche Kopfschmerzen erfordern das Abklären von schulischen Problemen, auch Überforderung, welche eine testpsychologische Untersuchung nachweisen kann, oder familiendynamischer Probleme, wobei der Gang zum Arzt vielleicht für Jahre die einmalige Gelegenheit bietet, ein klärendes Gespräch der familiären Hintergründe zu führen.

Eine 30jährige Frau wurde von mir jahrelang mit analytischer Psychotherapie behandelt wegen multipler, vorwiegend konversionsneurotischer Symptome, zu welchen auch Kopfschmerzen zählten. Diese traten immer in belastenden Situationen auf, z.B. bei Auseinandersetzungen mit der Mutter oder bei gedanklicher Konfrontation mit dem alkoholkranken Vater und bei Beziehungsproblemen mit dem Partner, wobei die unaufgearbeitete Haßliebe zum Vater eine prägende Rolle spielte. In einer Situation, nachdem gerade wieder eine Auseinandersetzung mit der Mutter erfolgt war und die Patientin außerdem in intensiver innerer Auseinandersetzung mit dem letzten Partner beschäftigt war, traten plötzliche heftigste Kopfschmerzen, gefolgt von starkem Erbrechen und Schwindel, auf. Es handelte sich um eine Subarachnoidalblutung. Infolge schneller neurochirurgischer Intervention konnte das verursachende Hirnaneurysma gefunden und unterbunden werden. Monate später traten wiederum typische nackenmigräneartige Kopfschmerzen zusammen mit Schwindel nur bei neurosentypischen Konflikten auf und verschwanden wieder, wenn diese Konflikte durch bewußtmachende Bearbeitung in der psychoanalytischen Therapie und bei entsprechender veränderter Verhaltensweise in der Realität gelöst werden konnten. Auch durch suboccipitale Infiltrationen mit Mepivacain trat eine prompte zumindest vorübergehende Unterbrechung der Kopfschmerzen ein. Dieses Beispiel zeigt in besonderem Maße die komplexe gegenseitige Beeinflussung von organischem Entgegenkommen und psychodynamischer Mitgestaltung bei der Kopfschmerzsymptomatik.

Manualtherapie

Die von mir unter Einbeziehung bioenergetischer Momente entwickelte Technik mittels Druckausübung beider zur Faust geballten Hände vom Hinterkopf aus (s. S. 23) entfaltet ihre Wirkung bei allen Formen psychogenen Muskelkontraktions-Kopfschmerzes unter der Voraussetzung, daß in der Arzt-Patienten-Beziehung in irgendeiner Form ein psychodynamischer Übertragungsmechanismus eine Rolle spielt. Der Patient muß die Rolle des Behandlers in der Weise ernst nehmen, daß er dessen Rolle als potentiell-übermächtigen Schicksalsfaktor erlebt – möglicherweise unbewußt als den Faktor, der auch den Hintergrund des Kopfschmerzes bildet. Wenn es während der Druckbehandlung dem Patienten möglich ist, seine ganzen psychophysischen Kräfte gegen diese „Macht“ anzustemmen und dabei auch seinen eigenen Widerstandswillen zu erleben und zu mobilisieren, kommt zugleich mit der notwendigen physiologischen Erschlaffung eine psychodynamische Konversion zustande. Die dabei ablaufenden psychischen Vorgänge können – wenn dies sinnvoll und möglich ist – danach verbal aufgearbeitet werden.

Psychotherapie bei Migräne

Insbesondere Migräne-Patienten sind in einzelnen Fällen, wobei es auf den Behandlungsauftrag und die Bereitschaft von Patient und Psychotherapeut ankommt, einer erfolgreichen analytischen Psychotherapie oder einer analytisch orientierten Kurztherapie zugänglich. Indikation, Methode und Erfolg sind von Faktoren abhängig, welche sich jeder Art statistischer Auswertung von Erfolgsraten entzieht, da die Faktoren des Einzelfalles zu sehr voneinander verschieden sind. In vielen Fällen ist zumindest eine mehrdimensionale Therapie unter Einschluß somatischer, medikamentöser, evtl. injektionstherapeutischer und psychotherapeutischer Maßnahmen (entweder analytisch oder suggestiv) erfolgreicher als jede Methode für sich allein.

Als Beispiel soll die analytische Kurztherapie einer 55jährigen Frau dienen, welche seit etwa 20 Jahren an meist rechtsseitig auftretenden typischen Migräne-Attacken litt. Sie wies die Charakterzüge auf, welche in der psychosomatischen Literatur als typisch für diese Patientengruppe angesehen werden, nämlich ehrgeizig, empfindsam, mit nicht beherrschbaren, aber verdrängten feindselig-neidischen Antrieben, starken Schuldmechanismen, zurückgebliebener heterosexueller Entwicklung, exzessiver ehrgeiziger Konkurrenzhaltung und Perfektionismus. Die Organwahl (Kopf) wird damit begründet, daß sich die feindselig-neidische Einstellung spezifisch gegen intellektuelle Leistungen richtet, wobei die Hypothese lautet, daß der Vorgang feindseliger Aggressionen in dem Moment gestoppt wird, „wenn die Hemmung schon in der psychologischen Vorbereitung auf einen aggressiven Angriff stattfindet" (*Alexander*, S. 122). Meine Patientin berichtete über eine Anfallshäufung kurz vor der Periode (aber auch in den letzten Jahren, nachdem die Menopause eingetreten ist) und bei starken Anforderungen im Beruf. Vieles mache sie mit Begeisterung oder mit größtem Kraftaufwand, um beruflich oder z.B. bei großen Geburtstagsempfängen gut anzukommen. Dann bekomme sie jedesmal einen Migräneanfall. Sie habe im Beruf immer das Gefühl, etwas kompensieren zu müssen – „intellektuelle Probleme". Sie fühle sich in ihrem Beruf nicht genügend (akademisch) vorgebildet und müsse auch ein „schlechtes Gedächtnis" sowie ihre „notorische Unordentlichkeit" kompensieren, stehe dadurch ständig mit sich selber im Krieg. Sie lege sehr großen Wert auf Menschenbeziehungen, fühle sich aber in dieser Hinsicht „wie in einer Hülle", könne Gefühle nicht zulassen. Da die Patientin an der Bearbeitung ihrer emotionalen Probleme sehr engagiert und einsichtsvoll mitarbeitete, konnte sie innerhalb von 40 Therapiestunden eine bessere Selbstwahrnehmung erzielen, wobei insbesondere ihre Tendenz bearbeitet wurde, bei Auftreten eigener aggressiver Impulse sich selbst mit starken Schuldvorwürfen zu attackieren und dadurch ihren ganzen Elan abzubremsen. Sie lernte die Berechtigung und bessere Steuerung eigener Durchsetzungsimpulse kennen. Während der einjährigen Behandlung trat lediglich am Anfang noch ein typischer Migräneanfall auf, in der Folgezeit noch angedeutete unspezifischere Kopfschmerzen, welche in der Regel durch Frühaufstehen und in ganz seltenen Fällen auch durch rechtzeitige Einnahme von Migränemitteln beherrscht werden konnten. Auch in einer Situation, welche in früheren Zeiten mit Sicherheit einen schweren Migräneanfall ausgelöst hatte, nämlich der Organisation eines in sehr großem Rahmen gefeierten Familiengeburtstages, war die Patientin zwar hinterher völlig erschöpft, aber frei von Kopfschmerzen, was sie selber als großen Erfolg verbuchte. Die Problematik war vorher eingehend bearbeitet worden.

atypische Trigeminus-Neuralgie

Bei den Patienten mit Trigeminus-Neuralgien in meiner Praxis fiel mir auf, daß die Symptomatik oft typische Tic douloureux-Symptome und chronische neuralgische Symptome in gemischter Form enthielt und daß sowohl konversionsneurotische Momente als auch erhebliche schizoide Persönlichkeitsstörungen vorhanden waren. Eine längere Therapie war bei fast allen Patienten - außer der Patientin mit konversionsneurotischer Symptomatik - nicht möglich, weil diese von Arzt zu Arzt wanderten (oder auch zum Heilpraktiker) und äußerst unstet und sprunghaft wirkten. Ob es sich dabei um die Ursachen oder die Folgen der schweren Symptomatik handelte, war nicht sicher auszumachen. Aber die Wahrscheinlichkeit liegt nahe, daß - wie auch *Sperling* bestätigt - oft schwere Persönlichkeitsstörungen zugrunde liegen. Mir ist eine psychotherapeutische Behandlung von Trigeminus-Neuralgien nicht bekannt, sie scheint bisher vermutlich aus den genannten Gründen nicht möglich zu sein.

2. Schmerzsyndrome im Halswirbelsäulen- und Schulter-Arm-Bereich

a) Organmedizinische Syndrome und Behandlungstechniken

HWS-Schleudertrauma

Zu den bekanntesten Halswirbelsäulen-Syndromen gehört heute - im Zeitalter der Autofahrer - das HWS-Schleudertrauma und verwandte Läsionsformen der HWS. Das klassische Schleudertrauma entsteht durch einen Autounfall mit der Folge eines scherenden Verformungsimpulses, welcher meist nur an einer Bandscheibe ansetzt, vorwiegend C_2/C_3. Bei einem derartigen Aufprall, der auch durch Frontalzusammenstoß oder eine plötzliche Vollbremsung erfolgen kann, werden quasi Rumpf und Schultern plötzlich unter dem Kopf nach vorn weggerissen und erzeugen eine vorübergehende Dislokation. Das Ausmaß der Läsion ist abhängig von der Schwere der Gewebszerstörung durch

- Ursache

Zerrungen, Risse und Blutungen bis hin zum Bänderriß und zur Sprengung der Kapseln der kleinen Wirbelgelenke und der Bandscheibe. Nach *Eder* und *Tilscher* klingen die Bewegungseinschränkungen der Wirbelsäule sowie die daraus resultierenden Nacken-Schulter-Kopfschmerzen, welche zum Teil einseitig auftreten, in leichten Fällen nach ca. sechs Wochen ab, während andererseits langjährige Schmerzsyndrome resultieren können.

– Therapie

Nach gründlicher neurologischer, manueller und radiologischer Untersuchung wird als Initialbehandlung neben dem Tragen einer Halskrawatte die Einnahme abschwellender Medikamente empfohlen sowie lokale Infiltrationen mit Mepivacain in die schmerzhaft verspannten paravertebralen Muskeln. Fast immer ist auch ein Nackenkopfschmerz vorhanden, welcher durch Mepivacain-Injektionen suboccipital ein- oder beidseits (s. S. 43) positiv beeinflußt werden kann.

Zur Etablierung eines verläßlichen Behandlungsbündnisses zwischen Arzt und Patient sowie eines realisierbaren Therapiekonzepts ist es entscheidend, daß der betreuende Arzt in Zusammenarbeit mit dem Patienten genau herausarbeitet, welches Ausmaß an übender aktiver Bewegung der Wirbelsäule ohne Schaden möglich ist. Hierzu ist natürlich neben der klinischen Untersuchung eine genaue radiologische Diagnostik notwendig. Es kommt nämlich vor, daß in den ersten Stunden nach einem Unfall trotz fast fehlender Schmerzreize eine komplette Haltungsinsuffizienz im Bereich des cranio-cervicalen Übergangs besteht, so daß der Kopf nur mit beiden Händen gehalten werden kann. Hier handelt es sich also um ein schweres und bei unsachgemäßer Behandlung und Lagerung möglicherweise sehr folgenschweres Trauma. Bei Schleudertraumen ebenso wie bei HWS-Distorsions-Traumen setzen die Schmerzen, insbesondere die vom Nacken aufsteigenden Schmerzen, gewöhnlich nach vier Stunden, spätestens nach ca. sechzehn Stunden ein. Da bei stumpfen Schädeltraumen im Bereich des Hinterkopfes ebenfalls häufiger HWS-Syndrome die wesentliche Ursache der Kopfschmerzen sind, ist diese Unterscheidung auch zur Abgrenzung gegenüber einer hierbei oft zusätzlich vorkommenden Commotio cerebri notwendig. Schmerzen an der Nackengrenze weisen unter Umständen auf Unterblutungen in diesem Bereich hin, welche bei Haematombildungen in Richtung des Kehlkopfes auch zu Schluckbeschwerden führen können. Die Irritation der Nervenwurzeln kann zu einer taktilen Hyperaesthesie und zu gesteigertem Muskeltonus in den segmental versorgten Muskeln führen. Diese sind für die Nervenwurzeln C_5 die Mm. rhomboideus maior und minor sowie des M. serratus anterior (über den N. dorsalis scapulae bzw. N. thoracicus longus). Dies erklärt die häufige Erfahrung schmerzhafter Tonuserhöhungen insbesondere im Bereich der Mm. rhomboidei, welche durch Mepivacain-Injektionen direkt in die schmerzhaften Muskelpartien beeinflußt werden können. Die Unterscheidung zwischen objektiven Läsionen im Bereich der HWS und lediglich schmerzbedingten Bewegungseinschränkungen läßt sich durch eine genaue und einfühlsame manuelle Beweglichkeitsprüfung erbringen, wenn der Schmerz in derselben Segmenthöhe und bei demselben Bewegungsausschlag eintritt – gleichgültig, ob bei aktiver oder passiver Bewegung. Dies wird geprüft durch Rotation des Kopfes um die HWS-Längsachse. Dabei kann eine Neigung nach vorn und hinten unter Umständen kaum gestört sein. Zum Vergleich und für Rückschlüsse auf die vermutlich vor der Läsion vorhanden gewesene Einschränkung und Veränderung der Halswirbelsäule läßt sich eine Untersuchung der gesamten übrigen Wirbelsäulenpartien verwenden, insbesondere der Lendenwirbelsäule. Diese sollte also auf jeden Fall orientierend mitgeprüft werden *(Erdmann)*.

Abgrenzung gegenüber Commotio-cerebri-Schmerzen

Bandscheibenvorfälle der Halswirbelsäule mit den entsprechenden segmentalen Paresen und Sensibilitätsstörungen sind relativ selten. Eher führen funktionelle schmerz-

HWS-Bandscheibenvorfälle

hafte Bewegungseinschränkungen oder Schmerzen infolge

HWS-Wirbelarthrosen

von Arthrosen der kleinen Wirbelgelenke zu Beschwerden. Diese finden sich (wie die Bandscheibenvorfälle) vorwiegend im unteren Teil der Halswirbelsäule und meist gemeinsam mit ein- oder beidseitigen Schulter-Arm-Schmerzen.

HWS-Fehlbildungen

Bei sehr kurzem Hals mit Bewegungseinschränkungen im oberen Teil der HWS sollte an Fehlbildungen nach Art der basilären Impressionen, cervicaler Blockwirbelbildungen, evtl. mit Denshochstand oder Atlasassimilation, sowie engem Cervicalkanal gedacht werden.

Schulter-Arm-Syndrom

Die verschiedenartigen ein- oder beidseitigen Schulter-Arm-Syndrome erfordern zunächst eine genaue neurologische Untersuchung einschließlich manueller Exploration der Halswirbelsäule. Hierbei können z. B. bei genauer Abtastung der Dornfortsätze Abweichungen einzelner Wirbelelemente von der Mittellinie festgestellt werden, ebenso zu beiden Seiten Druckdolenzen der kleinen Wirbelgelenke sowie der dazwischen und darüber gelagerten Muskulatur. Einzelne druckempfindliche Stellen im Bereich der para-

– referred pain

vertebralen Partien können zum Phänomen des „referred pain" mit pseudoradikulärer Schmerzauslösung im Bereich des Arms oder einzelner Finger führen oder sie können auf

– Wurzelreizsyndrom

ein echtes Wurzelreizsyndrom hinweisen. Genauere Hinweise geben auch eingehende Untersuchungen der Fähigkeit zur Rotation, Inklination und Reklination des Kopfes, wobei genau beobachtet werden sollte, wodurch die Bewegungseinschränkung bedingt ist.

– Myalgie

Die häufigsten Schulterschmerzen entstehen durch akute (über Nacht) oder chronische Fehlhaltungen und Fehlbelastungen und auch häufig genug durch Muskelverspannungen und erzeugen einen typischen Muskelhartspann vorwiegend im M. supraspinatus, in den Mm. rhomboidei, manchmal auch im proximalen M. trapezius und den para-

– Insertionstendinose

vertebralen Muskeln sowie – in Form einer Insertionstendinose – am Ansatz der kleinen Bizepssehne am Proc.

coracoideus, der langen Bizepssehne in der Schultergelenkkapsel unterhalb des Acromion sowie der Supraspinatussehne am Tuberculum maius des Humerus. Schmerzpunkte können aber auch an anderen Stellen des Muskel-Sehnen-Schultergelenkapparates auftreten und meistens eine Kombination von Insertionstendopathie und Muskelhartspann nach sich ziehen.

– Therapie

Therapeutisch ist meist sehr erfolgreich eine – oft mehrfach zu wiederholende – Infiltration der verspannten Muskeln mit Mepivacain (ca. 10 ml) sowie der Sehnenansätze – insbesondere des Proc. coracoideus und des langen Bizeps-Ansatzes in der Schultergelenkkapsel unterhalb des Acromion – mit einer Mischung aus (2 ml) Mepivacain und (in einer gesonderten Spritze aufzuziehen) 50 mg Prednisolonacetat. Da es sich bei den meisten Schulter-Arm-Syndromen nicht um eine echte Wurzelkompression oder gar Diskopathie im HWS-Bereich handelt, sondern um pseudoradikuläre reflektorisch fortgeleitete Funktionsstörungen durch Reizung der Schmerzrezeptoren in irgendeinem Bereich des Bewegungsapparates, oft der kleinen Wirbelgelenke oder des Muskel-Bandapparates, ist es entscheidend, diese Reflexe an den wesentlichen Triggerpunkten durch Lokalinjektion zu unterbrechen. Die Schmerzpunkte müssen in Zusammenarbeit mit den Patienten lokalisiert werden.

– Differentialdiagnose

Primär entzündliche Erkrankungen des Sehnen- und Gelenkapparats wie die primär chronische Polyarthritis, Gicht, Dermatomyositis und ähnliche lassen sich durch internistische Untersuchungen, insbesondere des Blutbildes, der Transaminasen und verschiedenen Blutfermente, der Harnsäure und anderer entsprechender Manifestationen abgrenzen. Hier ist auch das körperliche Allgemeinbefinden in der Regel deutlich beeinträchtigt.

Torticollis

Ein auffälliges Erscheinungsbild ist auch der Torticollis mit einer spastischen Verkürzung des M. sternocleidomastoideus auf einer Seite. Als somatische Behandlungstechnik kommt nur eine gezielte lokale Infiltration des verspannten Muskels in Frage, unter Umständen auch eine manipulative Mobilisation der blockierten Halswirbelsäulensegmente. Wenn eine Läsion, eine Torsionsdystonie oder ein radikuläres Kompressionssyndrom im Bereich der oberen Halswirbelsäule ausgeschlossen werden kann, sollte an eine psychogene Störung gedacht werden.

Carpaltunnelsyndrom

Unter den Schmerzen durch Kompressionsschädigung peripherer Nervenstämme ist vor allem das Carpaltunnelsyndrom bedeutsam, welches mit vorwiegend nächtlichen bis in den Oberarm und die Schulter, meist jedoch im Unterarm sich ausbreitenden starken ziehenden Schmerzen einhergeht. Beweisend ist die Sensibilitätsstörung des peripheren N. medianus im Bereich des halben Ringfingers bis Zeigefingers, evtl. der Innenseite des Daumens. Eine mögliche Atrophie des Daumenballens sowie vor allem ein Druckschmerz, besonders bei Hyperextension, im Bereich des volaren Handgelenks. Therapie der Wahl ist meistens die operative Spaltung des Carpaltunnels, welche in Lokalanaesthesie durchgeführt werden kann. Wenn noch keine ausgeprägten neurologischen Ausfälle vorhanden sind, kann der einmalige Versuch einer Lokalinfiltration in den Carpaltunnel mit 2–5 ml 1% Mepivacain und 50 mg Prednisolonacetat versucht werden. Dieser erfolgt am besten mit einer langen Nadel von etwa 3 cm proximal der Handgelenksfalte unter ständigem Aspirieren und Infiltrieren des Lokalanaesthetikums schräg nach distal neben der Sehne des M. palmaris longus in den Carpaltunnel. Danach wird das Prednisolon instilliert.

Epicondylitis

Eine häufige Form von Insertionstendopathie ist die Epicondylitis humeri lateralis („Tennisellenbogen"). Seltener ist die Epicondylitis des medialen Humeruswulstes. Hier wirken Ruhigstellung und ebenfalls Infiltration des schmerzhaften Sehnenansatzes mit einem Lokalanaesthetikum und Prednisolon.

b) Psychodynamische Aspekte und Behandlungsmethoden

psychische Folgen des HWS-Schleudertraumas

Auch bei den eindeutig organtraumatischen Schädigungen infolge eines HWS-Schleudertraumas werden die Heilungschancen ganz entscheidend von psychoneurotischen Reaktionen mitgeprägt. *Erdmann* empfiehlt zur Vermeidung abnormer seelischer Verarbeitung eine eingehende Aufklärung und psychotherapeutische Führung im Verein mit der physikalischen Frühbehandlung in den ersten zwei Wochen, so daß der Patient darauf vorbereitet wird, aktiv an dem natürlichen Vorgang der allmählichen Wiedergewinnung der HWS-Funktion selbstbeobachtend teilzunehmen. Hierbei muß man sich das Ausmaß des nicht nur körperlichen sondern auch psychischen Schocks derartiger Traumen vor Augen halten, da ja doch für Augenblicke eine fundamentale Existenzbedrohung stattgefunden hat.

HWS-Discusprolaps als Konfliktreaktion

Bandscheibenvorfälle der Halswirbelsäule fand ich auffälligerweise in meiner Klientel nur (in zwei Fällen) infolge dramatischer psychischer Konflikte. Sie gingen jeweils mit ausgeprägten Paresen durch Wurzelläsionen der unteren Nervenwurzeln einher. Beide Male bestand das Psychotrauma in einer erheblichen Trennungssituation: Eine Patientin verlor ihren Ehemann durch Suizid; einem passiv-unreifen, anhänglichen Patienten war die Frau mitsamt dem Kind davongelaufen; beide waren im Alter zwischen dreißig und vierzig Jahren. Ein mechanisches Trauma fehlte. Eine vergleichbare Art der Konfliktverarbeitung fand ich bei einem jüngeren Mann, welcher offensichtlich sehr ängstlich war, aber keinerlei Gefühlsäußerungen zulassen konnte und sich während einer suboccipitalen Injektion derart „zusammenriß“, daß im Bereich der Halswirbelsäule ein schabend-knirschendes Geräusch infolge der Verkrampfungstorsion hörbar wurde.

Wenn nicht offensichtliche mechanische Ursachen bei HWS-Syndromen erkennbar sind und es sich um chronische oder rezidivierende Schmerzsyndrome handelt, welche meist auf eine Schulterpartie übergreifen, sind psychische Momente immer ein wesentlicher Faktor. Hierbei gilt es, die Entsprechung zwischen neurotischer Verkrampfung einerseits, Fehlhaltung und erhöhtem Muskeltonus andererseits sowie der allgemeinen Neigung zu unharmonisch-dysfunktionellen Bewegungsabläufen mit nachfolgender Fehlfunktion der Wirbelsäule aufzuweisen, diese dem Patienten gleichzeitig mit der körperlichen Behandlung nahezubringen und – je nach Persönlichkeitsstruktur – zu deuten. Wieviel sich der Patient hierbei vom Behandler sagen läßt und diesem von seinen Konflikten mitteilt, hängt oft weniger von der Abwehrstruktur als von der vertrauensvollen Arzt-Patient-Beziehung ab. Auf jeden Fall muß die Infiltrationsbehandlung der verspannten Muskelpartien und Sehnenansätze von einer meist suggestiven Therapie, evtl. auch Massagebehandlung und Krankengymnastik begleitet werden.

psychosomatische Dysfunktion

Psychodynamik bei Torticollis

Auch der spastische Schiefhals hat häufig psychodynamisch deutbare auslösende Ursachen, sofern nicht ein echtes extrapyramidales Syndrom aufgrund einer (möglicherweise Jahre zurückliegenden) Encephalitis vorliegt. *Melitta Mitscherlich* beschreibt als ursächlichen neurotischen Konflikt eine „fluchtartige Abwendung vom Gegner, gleichzeitig kindliches Suchen nach der Mutterbrust“ sowie eine „mangelnde Standfestigkeit in Auseinandersetzungen“. *Bräutigam* beschreibt als auslösendes Moment eine „Konfliktsituation, die durch visuelle Konfrontation mit einem feindlichen Menschen gekennzeichnet ist“ sowie ein „Angewiesensein der Patienten auf Unterstützung und Rückendeckung“ (beide zit. nach *v. Uexküll,* S. 952). Die Therapie sollte demnach möglichst in einer aufdeckenden Fokaltherapie bestehen. Zusätzlich kann auch die bei der Kopfschmerzbehandlung vorgeschlagene extensive aktive Anspannungsübung erfolgen, welche – wenn sie gelingt – zu einer reflektorischen Entspannung der Halsmuskulatur führt. Im Anschluß daran ist – bedingt durch die

Aufdeckung der hierbei erlebten Gefühle – manchmal eine deutende Erklärung möglich.

Ausdrucksgehalt der Fehlhaltung

Der psychische Hintergrund von Verspannungen und Bewegungseinschränkungen des HWS-Schulter-Bereichs liegt vorwiegend in persönlichkeitsgebundenen Reaktionen auf die üblichen Konflikte des Alltags im zwischenmenschlichen und innerpsychischen Bereich, wobei vorwiegend nicht erlebte Ängste in der Verspannung gebunden werden. Auch ist oft zu beobachten, daß depressive und resignierte Menschen „die Schultern hängen lassen". Diese Symptome der nach vorn rotierten und über die obere Thoraxapertur nach unten gedrückten Schultern führen allein schon zu funktionellen Störungen mit Überdehnung der an der Scapula ansetzenden Muskulatur, zu Kontrakturen des großen und kleinen Brustmuskels, im extremen Fall sogar zu Einengungen des Plexus brachialis unter der Clavikula und allgemein zu Ermüdungserscheinungen der Muskulatur in diesem Bereich. Die Patienten behaupten, die Arme nicht mehr richtig heben zu können. Diese fühlten sich schwer und müde an, bisweilen kommt es zu Kribbelerscheinungen der Hände, wobei stets echte Sensibilitätsstörungen ausgeschlossen werden können. Mit dieser depressiven Fehlhaltung und ihrem körperlichen Ausdruck, den nach vorn hängenden Schultern, kontrastiert das zwanghaft-überkorrekte Ziehen der Schultern nach hinten, z.B. bei forciertem Geradesitzen, welches ebenfalls zu dysfunktionellen Verspannungen führen kann, diesmal in den Adduktoren zwischen Schulterblatt und Brustwirbelsäule, vorwiegend den Mm. rhomboidei. Die Therapie kann hier immer nur zweigleisig erfolgen, einerseits mittels Infiltrationsbehandlung in die verspannten Muskeln und Sehnenansätze, durch Massage und Krankengymnastik, andererseits mit begleitender, meist suggestiv-psychagogischer Führung und psychosozialer Beratung.

c) Fallbeispiele

1. Es handelt sich um eine 43jährige Frau mit zwei erwachsenen Kindern. Sie hat sich vor einem Jahr von ihrem alkoholkranken Mann getrennt und schult jetzt um, um wieder in den Beruf hineinzufinden. Seit einem halben Jahr bemerkt sie ein „Kopfwackeln“ und eine Verspannung besonders der rechten Halsmuskulatur. Bei der Untersuchung findet sich ein Schiefhals mit Kopfwendung nach rechts, welche aber immer wieder bewußt korrigiert wird. Die gesamte Halsmuskulatur ist schmerzhaft verspannt. Bei einem klärenden Gespräch äußert die Patientin folgendes: „Ich habe den Kopf immer nach rechts gedreht im Bett, um mich von meinem Mann abzuwenden.“

2. Eine 24jährige Erzieherin verlor vor einem Jahr ihre Arbeitsstelle. Seither leidet sie an zunehmenden Schmerzen in der rechten Schulter und kann den Arm nicht mehr bewegen. Sie wird wegen einer scheinbaren Armlähmung von einer Kurklinik überwiesen. Bei der Untersuchung ist der neurologische Befund völlig intakt, die Patientin läßt jedoch den Arm schlaff herabhängen. Wegen starker Muskelverspannungen kann dieser nur geringfügig im Schultergelenk bewegt werden. Versuche, den Arm – auch mittels Injektionstherapie – wieder zu mobilisieren, läßt sie mit relativer Gleichgültigkeit über sich ergehen. Andererseits wirkt sie verbittert, und aus ihren Äußerungen ist zu entnehmen, daß sie sich selber als sehr ambitioniert und „sensibel“ erlebt und das Gefühl hat, daß ihre Fähigkeiten nicht richtig eingeschätzt werden. Vermutlich ist ihr der Arbeitsplatz wegen mangelnder Motivation gekündigt worden. Ihre Symptomatik hat deutlich konversionsneurotischen Charakter.

3. Eine 30jährige Arzthelferin ist wegen akut aufgetretener Angstanfälle in analytischer Behandlung. Seit ihrer Ehescheidung vor vier Jahren und dem gleichzeitigen Beginn einer neuen Beziehung leidet sie an rezidivierenden schmerzhaften Verspannungen der linken Schulter. Ihre letzte Beziehung erwies sich als extrem konfliktreich. Immer wenn es Differenzen gab, traten Schultersymptome auf. Während der psychoanalytisch orientierten Behandlung wurde deutlich, daß die Patientin auf die Weise eine absolut harmonische Beziehung anstrebte, daß sie versuchte, sich in extrem selbstverleugnender Weise den Wünschen des Partners anzupassen, dies aber nicht durchhalten konnte. Die Kindheit dieser Frau war dadurch geprägt, daß die Mutter wegen schwerer manischer und depressiver Phasen häufig in Krankenhäusern war und sonst in völlig unberechenbarer Weise reagierte. Mit diesem Schicksal erklärt die Patientin ihr äußerst labiles Selbstbewußtsein. Sie etablierte zum Ausgleich für die fehlende Mutter ein ihrer Meinung nach gutes Verhältnis zu ihrem Vater, welcher zwar konstant da war, aber sich auf die Gefühle und Wünsche der Patientin nicht einließ. Um überhaupt an dem Vater und später an männlichen Bezugspersonen einen Halt zu finden, meinte sie, ihre eigenen Wünsche verleugnen zu müssen. Das innere Widerstreben gegen eine derartige Forderung führte infolge der Verlustängste zu angstneurotischen Symptomen. Andererseits somatisierte sich der Widerstand gegen die Anpassung im Schulterkrampf, indem sie quasi dem Partner die „kalte Schulter" zeigte. Nach bewußtmachender Bearbeitung dieser Problematik verschwanden die Schulterschmerzen ebenso wie die angstneurotischen Symptome.

4. Ein 14jähriges Mädchen klagt über therapieresistente Schulter- und Nackenkopfschmerzen sowie über Schmerzen im Bereich des gesamten Rückens. Es handelt sich um ein blasses Mädchen, das reglos dasitzt, zwischendurch mechanisch tief durchatmet und recht unlebendig wirkt. Die Schultermuskeln werden bei Druck als schmerzhaft angegeben und wirken in einer fast leblosen Art schlaff bis viskös. Bei der Exploration wird deutlich, daß die Patientin sich offensichtlich zu Hause ziemlich eingeengt und wenig beachtet fühlt, da die Leiden beider Eltern völlig im Vordergrund stehen: Die Mutter leidet an häufigen Migräneanfällen, der Vater an einem Morbus Bechterew. Ganz offensichtlich scheint die Patientin die Symptome beider Eltern zu imitieren.

3. Schmerzsyndrome im Lumbosacralbereich und in den Beinen

a) Organmedizinische Syndrome und Behandlungstechniken

Biomechanik der Bandscheibe

Infolge der labilen Funktionsmechanik, die durch unseren aufrechten Gang mitbedingt ist, finden sich besonders häufig Störungen im Bereich der unteren Lendenwirbelsäule und der gelenkartigen Verbindung zwischen Becken und Kreuzbein – der Ileosacralfuge. Nach *Eder* und *Tilscher* altern die Bandscheiben bereits von Geburt an, da sie als Faserknorpel keine eigene Blutversorgung haben. Schon im dritten und vierten Jahrzehnt finden sich dort Risse. Nach *Krämer* ruft ein Elastizitätsverlust der Bandscheibenfasern und eine zunehmende Wasserverarmung der Grundsubstanz die häufigsten Leistungsstörungen im Bewegungssegment hervor, ohne daß es zu einem Prolaps kommen muß. Wegen der Lockerung des Bandscheibengefüges kommt es zu einer Instabilität der intervertebralen Verbindungen, die bei gewohnter Wirbelsäulenbelastung durch die Rumpfmuskeln kompensiert wird. Sind die Leistungsreserven der Muskeln erschöpft, kommt es zu Muskelinsuffizienzerscheinungen, welche sich durch dumpfe, schlecht lokalisierbare Rückenschmerzen äußern können.

LWS-Muskelinsuffizienz

Neben den Muskeln werden auch die Wirbelbogengelenke zu beiden Seiten des Bandscheibengefüges bei unkoordinierter Rumpfbewegung infolge ungenügender Bremswirkung der Bandscheibe gezerrt, bei längerer Beanspruchung kommt es zu Arthrosen und Funktionsstörungen dieser Gelenke.

Wirbelgelenk-Arthrose

Die durch letztere auftretenden heftigeren Rückenschmerzen sind schärfer lokalisierbar. Typischerweise resultiert ein stechender Bewegungsschmerz ohne Ausstrahlung. *Krämer* konnte im Experiment nachweisen, daß es nach anhaltender Druckbelastung von isolierten Bandscheibenpräparaten zu einer deutlichen Höhenminderung des Zwischenwirbelabschnitts durch Flüssigkeitsabgabe kommt. Nach Entlastung richtet sich die Bandscheibe durch Flüssigkeitsaufnahme wieder auf. Nerven und Gefäße können unter diesen Umständen bedrängt werden. Zahlreiche Schmerzrezeptoren an Gelenkflächen und Kapseln der Wirbelbogengelenke sowie das schmerzempfindliche hintere Längsband werden gereizt, letzteres insbesondere dann, wenn zusätzlich eine Bandscheibenprotrusion nach medial vorliegt. Aus dieser Biomechanik resultiert der Erfolg einer Behandlung mittels Schräglagerung (fast senkrecht, nur um ca. 10–15 Grad nach vorne gekippt, so daß der Rücken noch hinten anliegt), Wärme, Massage sowie paravertebraler Injektionen in das betroffene Foramen intervertebrale. Wenn der Circulus vitiosus durch vorübergehende Analgesie durchbrochen ist, gelingt es am ehesten, durch Streckung der Wirbelsäule möglicherweise eine Protrusion oder einen Prolaps zu reponieren. Dies erfolgt in der Praxis am besten durch einen Extender, der sich in die entsprechende fast senkrechte Lage (mit herabhängendem Kopf) bringen läßt. *Krämer* beschreibt, daß in akuten Fällen schon nach einer Injektion mit anschließender kräftiger Extension alle Beschwerden beseitigt werden. Auch in meiner Praxis konnte ich dies mehrmals beobachten. Chronische Schmerzzustände erfordern ein bis zwei Wochen lang tägliche Injektionen. Eine Extension mit gleichzeitiger Kyphosierung der Lendenwirbelsäule erweitert das Foramen intervertebrale und beseitigt dadurch den direkten Druck auf die Nervenwurzel. Die Volumenzunahme der Bandscheibe kann aber auch durch einfache Horizontallagerung erreicht werden. Eine zusätzliche Extraktion verringert den Druck weiterhin. Unter Umständen klingen mit der Beseitigung des Begleitoedems alle Schmerzen ab, da die relative Raumnot der Nervenwurzel schon bei Verschiebung von Bruchteilen von Millimetern beseitigt wird. Es ist auf jeden Fall entscheidend, sofort zu

Therapie

behandeln, bevor Quellvorgänge im prolabierten Gewebe eintreten. Den besten Effekt hat nach meiner Erfahrung bei Wurzelreizsyndromen und auch bei Schmerzen infolge Zerrung des Halteapparates der LWS durch Wirbelgleiten (Spondylolisthesis) die paravertebrale Injektion eines Lokalanaesthetikums. Hierzu benötigt man für je eine Seite ca. 10–15 ml 1% Mepivacain. Dieses wird mit einer langen Nadel ca. 2–3 cm neben dem Spinalfortsatz des betreffenden Segments oberhalb der Ebene der Wirbelgelenke in mehreren Ansätzen durch Zurückziehen der Nadel bis unter die Haut und erneutes Vorschieben in die verspannten Muskelpartien injiziert. Wenn die Muskelverspannungen nicht im Vordergrund stehen, sondern der tiefe Schmerz an den Wirbelgelenken und Nervenwurzeln, ist es angezeigt (nach *Reischauer*), bis auf den Querfortsatz vorzudringen. Auf diese Weise erreicht man schon die kleinen Wirbelgelenke mit der Flüssigkeit oder man dringt noch tiefer vor, indem man die Nadel etwas zurückzieht und oberhalb und unterhalb des Querfortsatzes in die Nähe der Nervenwurzel spritzt. Man muß freilich damit rechnen, daß mindestens zwei Stunden lang eine Taubheit im entsprechenden Segment entlang des Beines resultiert. Wenn man während der Injektion aspiriert, kann eigentlich nichts Gefährliches passieren, wichtig ist nur, daß man den Patienten bis zum Abklingen der Sensibilitätsstörung in der Praxis behält oder zumindest darüber aufklärt, daß er das Bein zwei bis drei Stunden lang nicht richtig bewegen kann. Da bei richtiger Lokalisation der Injektion der akute Schmerz sofort nachläßt – insbesondere dann, wenn eine Extension angeschlossen wird –, wird das eigentlich von jedem Patienten hingenommen. Ich habe in der Praxis häufig mit dieser Methode selbst Folgen frischer Bandscheibenprotrusionen in Form von Sensibilitätsstörungen oder leichten Paresen innerhalb von Tagen beheben können. Hierbei sollte gegebenenfalls die Injektion an mehreren Tagen hintereinander wiederholt werden. Bei Schäden in Höhe S_1

muß die Injektion stets bis in die obere Ileosacralfuge geführt werden, wobei mindestens 50 mg Prednisolon je Seite mitinjiziert werden kann (nach dem Mepivacain in dieselbe Kanüle). Nur so ist es möglich, bei drei- bis sechsmaliger Injektion alle zwei bis drei Tage eine Heilung im genannten Ausmaß zu erreichen.

Eine Extensionsbehandlung ist kontraindiziert, wenn unter ihr eine Schmerzverstärkung auftritt, was möglicherweise auf die Abscherung eines prolabierten Bandscheibenteiles hinweist. Bei Therapieresistenz sollte auf jeden Fall eine neuroradiologische Diagnostik (Computertomogramm) der Bandscheibe stattfinden. Kontraindiziert ist die Extensionsbehandlung auch bei jenen Patienten, die ihre Beschwerden bei längerer Entlastung (Volumenvermehrung der Bandscheibe) bekommen, sowie bei Patienten mit hypermobilen Bewegungssegmenten und Muskelinsuffizienz. Bei älteren Patienten sollte man die wohltätige Teilversteifung der Wirbelsäule im Alter nicht durchbrechen. Das Maximum der therapiebedürftigen Bandscheibenpatienten liegt bei Frauen bei ca. 50–54 Jahren, bei Männern bei ca. 40–45 Jahren.

Neurochirurgie

Indikationen zur neurochirurgischen Behandlung von Bandscheibenvorfällen werden in den letzten Jahren immer enger gestellt. Eine absolute Indikation stellen Hinweise auf Schädigungen der Cauda equina dar, die sich in schlaffen Lähmungen, vegetativen Störungen, wie Blasen-Mastdarm-Störungen und Erektionsstörungen, sowie einer halb- oder beidseitigen Reithosenanaesthesie äußern. Bei derartigen Störungen und auch bei schweren radikulären Paresen sollte die Operation möglichst innerhalb von Stunden erfolgen, damit die Nervenstränge sich wieder erholen können.

Schultz u.a. konnten nachweisen, daß bei 21 Patienten mit im Computertomogramm nachgewiesenen Bandscheibenvorfällen und akuter lumbaler Wurzelkompression bei konservativer Behandlung nach Wochen bis Monaten bei der Hälfte der Fälle Beschwerdefreiheit eingetreten war und bei der anderen Hälfte nur noch leichte Beschwerden ohne Beeinträchtigung der Arbeitsfähigkeit vorhanden waren. In keinem der 21 Fälle zeigte sich eine Verschlechterung der klinischen Befunde. Bei 14 Patienten fand sich ein unverändertes Computertomogramm mit persistierendem massivem Diskusvorfall, bei zwei Patienten eine mäßiggrandige, bei fünf eine deutliche Rückbildung der Bandscheibenvorfälle im Computertomogramm. Eine eindeutige Erklärung für die teilweise Rückbildungstendenz läßt sich bisher nicht erbringen.

Differentialdiagnose

Horenstein verdeutlicht die Art der durch Bandscheibenprotrusion hervorgerufenen Wurzelkompressionssyndrome im Gegensatz zu anderen Schmerzempfindungen im LWS-Bereich. Sie seien elektrisierend, scharf einschießend, stechend, brennend, verstärkt durch Husten oder Niesen sowie durch Vornüberbeugen oder Anheben des gestreckten Beines *(Lasègue)*. Die Extension könne beeinträchtigt sein, während Rotation und Seitbeugung meist möglich seien. Oft ist zu beobachten, daß das betroffene Wirbelsäulensegment sich nicht entfaltet, steif gehalten wird und von Muskelspasmen begleitet ist. Typisch sind segmental begrenzte Sensibilitätsstörungen und – bei Befall der Wurzel L_5 – eine leichte bis schwere Parese der Fußheber, bei der Wurzel S_1 der Fußsenker, was durch Hackengang bzw. Zehengang nachweisbar ist.

Über die Hälfte der Fälle mit mehr oder weniger akuten Rückenschmerzen zeigt ursächlich nicht einen Bandscheibenschaden, sondern eine Instabilität des vertebralen Gelenkapparates, welcher aus dem durch die Bandscheibe abgefederten Segment zwischen den beiden Wirbelkörpern sowie den durch Gelenkfortsätze der Wirbelbögen nach oben und nach unten gebildeten kleinen Wirbelgelenken besteht. Eine Fibrosierung und Lockerung des Bandscheibensegments führt auf Dauer bei entsprechender Beanspruchung und Dekompensation des musculotendinoesen Halteapparates zu abnormer Beweglichkeit und Überbeanspruchung der kleinen Wirbelgelenke sowie zu entsprechenden schmerzhaften Muskelverspannungen. Diese Schmerzen werden meist tief im Rücken lokalisiert, ohne Ausstrahlung in die Beine, und sind diffuser, ein- oder beidseitig und können von Seite zu Seite wechseln. Diese Patienten können sich in der Regel besser nach vorne und hinten bewegen als zu den Seiten. Sie fühlen sich nach dem Aufwachen am schlechtesten und können sich erst durch fortschreitende Bewegung lockern. Auch Sitzen (im rechten Winkel) fällt ihnen schwer. Oft ist das Lumbosacral-Gelenk mitbeteiligt und steht nach hinten zu weit offen. Die Patienten ziehen es vor, etwas vornübergebeugt zu stehen, weil eine Verstärkung der lumbalen Lordose zusätzliche Schmerzen bereitet.

Naturgemäß ist die Behandlung derartiger Symptome wenig erfolgversprechend und langwierig. Sie besteht in aktiver krankengymnastischer Übungsbehandlung, evtl. Massagen sowie Infiltration der verhärteten paralumbalen Muskeln. Wenn die Schmerzen vor allem – wie es meistens vorkommt – im Bereich des lumbosacralen Überganges beidseits auftreten und nach den Seiten in die Glutaealmuskeln und die Hüftgegend oder auch in die Oberschenkel ausstrahlen, ist es nach meiner Erfahrung am wirksamsten, mit einer langen Nadel beidseits oberhalb der oberen Öffnung der Ileosacralfuge (in Höhe S_1) tief mit Mepivacain zu infiltrieren, jeweils ca. 4–5 ml in Höhe S_1, 4–5 ml so tief wie möglich in die Ileosacralfuge oder medial und unterhalb der Spina iliaca posterior superior. Hierbei werden mindestens je 50 ml Prednisolon zumindest bei den ersten Injektionen mitinjiziert. Mit derselben Nadel kann nach Zurückziehen bis unter die Haut eine dritte Injektion etwas höher an den Muskelansatz der paralumbalen Muskeln am oberen Beckenrand appliziert werden. Die häufig bei Frauen vorkommenden Kreuzschmerzen, welche bisweilen in die inneren Genitalorgane ausstrahlen und oft mit einer über-

Kreuzschmerzen

starken Abknickung des Beckens gegenüber der LWS verbunden sind und mit einer entsprechenden Fehlbelastung des lumbosacralen Übergangs sowie der Ileosacralgelenke, sprechen ebenfalls sehr gut auf diese Injektionstechnik an, wenn sie mehrfach wiederholt wird. Eine akute schmerzhafte Distorsion, meist einseitig im Ileosacralgelenk, mit entsprechenden halbseitigen tiefsitzenden Kreuzschmerzen und der Unfähigkeit, sich voll aufzurichten, ist häufig die Folge des Hebens eines schweren Gegenstandes, wenn dabei zugleich eine rotierende Bewegung ausgeführt wurde. Der Patient hält sich meistens seitlich gebeugt zur gesunden Seite (vom Schmerzpunkt abgewandt). Es kann dabei auch zu ischialgiformer Ausstrahlung in die Beine kommen, die von den sacralen Nervenwurzeln ausgeht. Eine mechanische Überlastung kann auch die Ursache der Schwangerschafts-Arthropathie der Ileosacralfugen sein. Diese Fuge besteht aus der großflächigen Anlagerung des Beckenknochenflügels an die Seitenfläche des Kreuzbeins lateral von den Austrittspunkten der Sacralnerven und wird zusammengehalten durch die beiden Knochenstrukturen und feste, dorsal und ventral der Gelenkfuge verlaufende Bänder, die Ligamenta sacro-iliaca. Normalerweise erlauben sie einen geringen Bewegungsausschlag bei Rotation, wobei eine ventrale oder dorsale Spreizung erfolgt. Offenbar enthalten diese Bandapparate genügend Schmerzrezeptoren, welche bei Schädigung durch Torquierung gereizt werden. Immer läßt sich ein Druckschmerz auslösen bei Druck auf die hinteren Sacro-Iliacalbänder. Da bei reiner Ileosacralfugenzerrung oft von außen ein Schmerz nicht tastbar ist, gibt die genannte Fehlhaltung einen recht zuverlässigen Hinweis auf die Seite der Läsion.

Distorsion im Ileosacralgelenk

Ileosacral-Arthritis

Differentialdiagnostisch kommt das Vorliegen einer Ileosacral-Arthritis in Frage, als deren Ursache bei symmetrischem Auftreten vor allem der Morbus *Bechterew* zu nennen ist. Für diese Krankheit stellt die Ileosacral-Arthritis häufig die Primärmanifestation dar. Da diese Erkrankung alle kleinen Wirbelgelenke und die entsprechenden ligamentären und musculotendinösen Strukturen der Wirbelsäule erfaßt, muß bei chronisch schleichenden, schmerzhaften Bewegungseinschränkungen der LWS und der HWS an diese Erkrankung gedacht werden, wenngleich sie meistens in aufsteigender Reihenfolge sich ausbreitet. Beweisend sind Röntgenbefund und positiver Ausfall des HL/A-Antigens B 27 (in 90–97% der Fälle), ein im Gegensatz zur PCP eher erhöhter Serum-Eisenspiegel und fast immer ein negativer Ausfall von ASL und Latex-Test. Die Krankheit manifestiert sich in der Regel im dritten bis vierten Lebensjahrzehnt und fast nur beim männlichen Geschlecht. Anfangserscheinungen sind häufig auch nur wechselnde Muskelschmerzen. Der Befall der Brustwirbelsäule geht bisweilen einher mit in den Bauch ausstrahlenden Schmerzen. Die Spätform mit der typischen Anteflexion der Halswirbelsäule, mit BWS-Kyphose und Abflachung der Lendenwirbelsäule, erfordert bei Schmerzen eine mehrdimensionale Behandlung. Chronische Schmerzen lassen sich – wie bei chronischen Rheumaschmerzen – mit einer Basistherapie von Antidepressiva und Benzodiazepinen behandeln (z.B. 75 mg Amitryptilin und 6 mg Bromazepam pro Tag) sowie Infiltrationen mit Lokalanaesthetica in die schmerzverspannten Muskelpartien. Infolge der extremen Hyperlordose der versteiften Halswirbelsäule treten bisweilen Nackenkopfschmerzen und Kompressionssyndrome der A. vertebralis auf, welche sich nach meiner Erfahrung oft durch suboccipitale Mepivacain-Injektionen deutlich bessern lassen. Allerdings kann die Entwicklung in jeder Phase mit oder ohne Behandlung zum Stillstand kommen.

Morbus Bechterew

Auch der seltene Morbus *Reiter* beginnt in 50% der Fälle mit entzündlich-destruktiven Veränderungen der Ileosacralgelenke. Ebenso werden diese Gelenke bei 30% von Psoriasis-Arthropathie befallen. In beiden Fällen wird von *Eder* und *Tilscher* vor allem die oben beschriebene intraartikuläre Injektion mit einem Lokalanaesthetikum emp-

Differentialdiagnose

fohlen. Auch eine Hyperuricaemie kann neben den bekannten Gicht-Manifestationen bisweilen Schmerzen im LWS-Bereich hervorrufen.

Osteoporose

Eine Osteoporose kann diffuse LWS-Schmerzen mit Ausstrahlung in den Unterbauch und entlang des Rippenbogens erzeugen mit der Folge eines paravertebralen Muskelhartspanns. Typisch hierfür sind die im Laufe des Tages zunehmende Schwäche des gesamten Halteapparates und ein Gefühl des Vornüberfallens der unteren Wirbelsäule. Im Röntgenbild sieht man erst im späten Stadium deutlich die Entkalkung mit den Folgen der Fisch- und Keilwirbelbildung. Therapeutisch werden ebenfalls paravertebrale Infiltrationen sowie krankengymnastische Behandlung zur Stärkung der Muskulatur empfohlen. Von Stützmiedern wird wegen der Schwächung der Muskeln unbedingt abgeraten.

Coccygodynie

Nach *Eder* und *Tilscher* liegt bei 20% aller Kreuzschmerzen ein empfindliches Steißbein zugrunde (Coccygodynie).

Symphyse

Ähnlich wie bei dieser kann auch aus einem symphysalen Reizzustand eine reflektorisch aufgebaute Lumbalgie entstehen. Anaesthesierende Infiltrationen in die entsprechenden Gebiete ergeben bei Verschwinden der Schmerzen diagnostische Hinweise. Ebenfalls diagnostische Bedeutung kommt der Infiltration der supra- und interspinösen Ligamente bei Druckschmerz in der Mittellinie der Wirbelsäule zu, wenn dieser auf einem Interspinosus-Syndrom beruht, einem durch zu enges Aufeinanderliegen der Dornfortsätze erzeugten Schmerz, welcher naturgemäß vor allem bei einer Hyperlordose zu vermuten ist. Die durch die Schmerzen erzeugte paravertebrale Muskelverspannung unterhält diesen Schmerz auf dem Boden eines Circulus vitiosus.

Interspinosus-Syndrom

Skoliose

Ein fehlender Abstand zwischen Rippen und Beckenkamm, wie er bei schweren BWS-Skoliosen vorkommt, kann Schmerzen im Bereich der seitlichen Lendengegend auslösen mit Ausstrahlung in Unterbauch und Leiste. Die Infiltration in die dolenten Maximalzonen am Bekkenkamm und unteren Rippenbogen hilft meist zuverlässig.

Coxarthrose

Auch pseudoradikuläre Schmerzen infolge von Hüftgelenkserkrankungen und Coxarthrosen sollten durch Untersuchung der Beweglichkeit im Hüftgelenk mittels Rotation des Oberschenkels in der Hüftpfanne ausgeschlossen werden. Außerdem kann die Fehlstellung durch die Coxarthrose zu einer Hyperlordosierung sowie zu einer Psoas-Verspannung führen.

Spondylolisthesis

Eine bereits bei jugendlichen Menschen auftretende Spondylolisthesis (Wirbelgleiten) beruht meistens auf einer angeborenen Neigung zu Ermüdungsfaktoren im Bereich des Wirbelbogens bei entsprechenden Fehlbildungen in diesem Bereich (nach *Devanny* eine zu enge Pars interartikularis im Bereich des Wirbelkörpers L_5 oder L_4). Bisweilen ist dort bei Abtasten der Dornfortsätze eine Stufe tastbar. Die Schmerzen sind zumeist eine Folge daraus resultierender Wurzelreizsyndrome mit zusätzlichem paravertebralem Hartspann und dumpfen Bänder- und Gelenkschmerzen. Im Gegensatz zum Bandscheibenvorfall werden die Schmerzen durch Sitzen oftmals erleichtert. Eine häufig notwendige operative Korrektur muß begleitet werden von krankengymnastischer Übungsbehandlung zur Stärkung der Muskulatur. Bei akuten Schmerzen und Muskelhartspann sind entsprechende lokalanaesthetische Infiltrationen in der Regel sehr wirksam.

Spinalstenose

Patienten zwischen 50 und 60 Jahren mit chronischen Rückenschmerzen, welche ohne deutliche Segmentierung in die Beine ausstrahlen, leiden häufig an den Folgen einer lumbalen Spinalstenose. Diese beruht zum Teil auf einer angeborenen Disposition zu engem Spinalkanal, welcher aber erst im höheren Alter Probleme macht, wenn sekundäre degenerative Veränderungen hinzukommen. Nach *Woolsey* sind letztere das Ergebnis eines Substanzschwundes innerhalb der Wirbelgelenke. Demzufolge werden die Gelenkkapseln locker und provozieren eine Instabilität und

Subluxation. Hierdurch entstehen Osteophyten um die Gelenkkapseln herum, welche in den Wirbelkanal vorragen, entweder medial in Richtung der Cauda equina oder des Recessus lateralis. Zusätzliche Bandscheibendegenerationen bewirken oft in mehreren Etagen Protrusionen derselben in Richtung der Nervenwurzeln und des Zentralkanales. Auch degenerative Formen einer Spondylolisthesis – meist im Bereich L_4 und L_5 – können hinzukommen und ein Wurzelreiz- oder Caudasyndrom erzeugen. Typisch für die Spinalstenose ist die in 50% der Fälle vorkommende neurogene Claudicatio spinalis. Hierunter versteht man meist im Zusammenhang mit bestimmten körperlichen Aktivitäten auftretende und nach Beendigung derselben wieder verschwindende Schmerzen und Paraesthesien in den Beinen sowie brennende Mißempfindungen oder Kältegefühle. Die Differentialdiagnose zur Claudicatio intermittens bei arteriellen Durchblutungsstörungen erfolgt durch genaue neurologische Untersuchung und den Nachweis segmentaler Verteilungsmuster sowie eine Prüfung der peripheren Pulse. Sämtliche dieser genannten differentialdiagnostischen Symptome können aber oft nur nach entsprechender Belastung (und Auftreten der Symptome) nachgewiesen werden. Auf die Cauda drückende (mediale) Bandscheibenprotrusionen können auch intermittierende Ischaemien in diesem Bereich hervorrufen mit krampfartig radikulären Schmerzen. Bei Verstärkung der Lendenlordose nehmen die Beschwerden hierbei erheblich zu, werden deshalb durch eine habituell vornübergebeugte Haltung vom Patienten häufig kompensiert (*Rommel* und *Peterson*). *Woolsey* beschreibt als charakteristisch ein Gefühl der Schwäche und des Abgestorbenseins in dem betroffenen Bein, wobei die Schmerzen oft allein durch längeres Stehen verstärkt werden und bei Sitzen und Anlehnen nach vorn verschwinden – im Gegensatz zum bandscheibenbedingten Wurzelreizsyndrom. Auch Husten und Niesen erzeugen gewöhnlich keinen Schmerz, ebenso ist der

Claudicatio intermittens

Lasègue gewöhnlich negativ. Der neurologische Befund ist sehr wechselnd und oft in Ruhe völlig normal, oder es sind nur leichte Reflexdifferenzen und Muskelschwächen nachweisbar. Auch bei der vasogenen Claudicatio kann der Puls in Ruhe wieder normal tastbar werden. Die Diagnose wird gewöhnlich durch das Computertomogramm erhärtet. Normale Röntgenaufnahmen sind wenig aussagekräftig. Eindeutige Beweise liefern die vor allem bei Hyperlordose auftretenden Liquorpassagestörungen bei der Myelographie. Die Therapie wird nur bei schweren komprimierenden Bandscheibenvorfällen eine neurochirurgische sein. Sonst kommen Krankengymnastik, Massagen und Lokalinfiltrationen in Frage, sowie unter Umständen eine basale medikamentöse Schmerzbehandlung mit Amitryptilin (oder Maprotilin) und evtl. Benzodiazepinen.

Therapie

Meist einseitige, bisweilen aber auch beidseitige brennende Schmerzen, vorwiegend an der Oberschenkelaußenseite, welche aber auch in Knie, Unterschenkel oder Unterbauch projiziert werden können und vor allem nachts verstärkt und schlafraubend auftreten, sind typisch für eine Meralgia paraesthetica nocturna. Dieses Schmerzbild ist zurückzuführen auf eine entzündliche Veränderung des N. cutaneus femoris lateralis bei seinem Durchtritt aus dem Becken unter dem lateralen Drittel des Leistenbandes. Der sichere Nachweis wird erbracht durch den Befund einer Hyper- oder Hypaesthesie im Autonombezirk dieses Nerven, einer handtellergroßen Fläche an der unteren Oberschenkelaußenseite. Im Unterschied zur Schmerzstraße bei einem S_1-Syndrom ist also die Sensibilitätsstörung nach oben und unten deutlich begrenzt. Der Schmerz des Nerven ist am Leistenband etwa ein Drittel einwärts von der Spina iliaca anterior inferior provozierbar. Die Therapie erfolgt mittels einer Injektion von 50 mg Prednisolonacetat an der Durchtrittsstelle des Nerven etwa 1–2 cm tief am Leistenband. Diese Injektion muß bei längerbestehendem Krankheitsbild oft genug wiederholt werden, meiner Erfah-

Meralgia paraesthetica

rung nach mindestens sechsmal, zwei-bis dreimal in der Woche, bis eine Besserung der Beschwerden eintritt. Als körperliche Ursache kommt ein mechanisches Scheuern bei häufigem Laufen in Frage. Bisweilen sind die Beschwerden mit Lumbalgien und Ileosacral-Beschwerden kombiniert. Häufiger findet sich auch die Kombination mit Insertionstendopathien der unter dem M. glutaeus maximus inserierenden kleineren Glutäal-Muskeln. Mehrmalige Infiltrationen des schmerzhaften Sehnenansatzes mit einem Lokalanaesthetikum und 50 mg Prednisolon konnte die Schmerzen dann beheben, wenn die schmerzhafte Stelle genau lokalisiert werden konnte. Hierbei ist es nötig, mit einer langen Nadel durch den M. glutaeus maximus hindurch zunächst bis auf den Trochanter maior vorzustoßen, um sich dann an diesem entlangzutasten an die schmerzhafte Stelle, wo irgendeiner der tiefliegenden Beckenmuskeln ansetzt. Bei dieser Technik wird auf jeden Fall vermieden, daß man in die Nähe des N. ischiadicus gelangt.

Glutäal-tendopathie

Kausalgie

Bisweilen findet man Kausalgien der Beine, brennende Schmerzen, welche teilweise auf bestimmte Dermatome begrenzt sind oder entlang des N. tibialis, teilweise auch diffus und meist in einem Bein angegeben werden. Ursachen sind entweder entsprechende chronische Wurzelreizsyndrome oder auch die Folge örtlicher Nervenläsionen. Hiervon zu unterscheiden sind die brennenden Schmerzen bei Nervenstoffwechselstörungen oder Rückenmarkserkrankungen, z.B. der Polyneuropathie, der funikulären Myelose oder Tabes dorsalis. Ursächlich angenommen wird eine partielle Schädigung der Nervenfasern mit Versagen der inhibitorischen Schmerzunterdrückung im Rückenmark. Ganz sicher handelt es sich um ein noch nicht in allen Einzelheiten geklärtes multifaktorielles Geschehen, wobei auch bahnende psychische Einflüsse (vermutlich über den Endorphin-Mechanismus) eine Rolle spielen. Zur Therapie zu empfehlen ist vor allem Carbamazepin, unter Umständen auch (zusätzlich) Amitryptilin. Vorübergehende

Erfolge bringen auch Lokalinfiltrationen in die Nähe der Nervenwurzeln entlang der Wirbelsäule, wodurch eine weitere Reduzierung der Schmerzafferenz erzielt wird, welche jedoch in der Regel viele Tage anhält – also weit über die manifeste lokalanaesthesierende Wirkung hinaus.

Eine halbseitig den ganzen Körper befallende Kausalgie mit Hypaesthesie und Spontanschmerz oder jeweils eines der beiden letzteren kann die Folge einer Thalamusschädigung sein (Morbus *Dejerine-Roussi*). Ursache ist meist ein Infarkt oder eine anderweitige Schädigung im kontralateralen Thalamus mit einem Deafferierungsschmerz auf thalamischem Niveau, welcher nicht auf periphere oder zentrale Analgetika anspricht. Auch Carbamazepin ist meist nicht wirksam, am ehesten noch trizyklische Antidepressiva.

Tarsaltunnel-Syndrom

Ebenfalls vor allem nachts auftretende schmerzhafte Mißempfindungen im Bereich der Fußsohle, welche durch Gehen verstärkt werden, können auf ein Tarsaltunnel-Syndrom hinweisen. Dies entsteht durch eine Kompression des N. tibialis im Bereich des Malleolus medialis unter dem Retinaculum musculorum flexorum. Das Krankheitsbild wird objektiviert durch den Nachweis von Sensibilitätsstörungen im Ausbreitungsgebiet der Nn. plantares, welche die laterale Fußsohle und die Unterseite sämtlicher Zehen versorgen. In schweren Fällen können auch Paresen der kleinen Fußmuskeln auftreten. In leichten Fällen ist lediglich ein deutlicher Druckschmerz des Nerven hinter dem Malleolus medialis nachweisbar. Diagnostisch beweisend ist das Verschwinden der Beschwerden bei Lokalanaesthesie des Nerven. Die Behandlung erfolgt meistens operativ durch Neurolyse des N. tibialis hinter dem Malleolus wie beim Carpaltunnelsyndrom (*Mumenthaler* und *Schliack*, S. 310).

b) Psychodynamische Aspekte und Behandlungsmethoden

psychischer Faktor bei Rücken-schmerzen

Auf die psychische Komponente vor allem bei der Chronifizierung lumbosacraler Schmerzsyndrome wird fast bei jeder Beschreibung dieses Krankheitskomplexes hingewiesen. Dabei schreiben *Braun, Schellack* und *Scott* neben dem psychogenen chronischen Muskelhartspann auch der periodischen Turgorsteigerung im Gallertkern der Bandscheiben einen ursächlichen Faktor zu, welcher durch psychische Streß-Belastung hervorgerufen werden soll (zit. nach *Braun*, S. 56). *Eder* und *Tilscher* sehen bei der claudicatioartigen und mehr diffusen Schmerzsymptomatik in den Beinen beim Gehen auch das Resultat kompressionsbedingter und psychogener überwiegender Sympathikusaktivität infolge Schädigung der antagonistischen vegetativen Nervengeflechte oder deren Dysregulation.

Jeder Arzt kann beobachten, daß unausgeglichene Menschen, welche längere Zeit mit seelischen Schwierigkeiten zu kämpfen haben und sich innerlich verkrampfen, zu Dauerspannungen der gesamten Muskulatur, insbesondere auch der langen Rückenmuskeln neigen. Hierbei ist zunächst nicht ein akuter Schmerz die Folge, sondern dumpfe Rückenbeschwerden und Ermüdungsgefühle, welche erst bei akuter psychischer oder physischer Überlastung oder der Kombination beider zum Schmerzsyndrom führen. Insbesondere spielt die Disposition zu depressiv-regressiver Reaktionsweise auf die Leistungsanforderungen der Umwelt aber eine Rolle bei der Chronifizierung lumbo-ischialgiformer Beschwerden.

Steißbein-schmerz

Schulze beschrieb auch in den meisten Fällen von Steißbeinschmerzen eine psychische Ursache in Form einer larvierten Depression. Er weist auf gute therapeutische Erfolge mit Gaben von Antidepressiva sowie das Eingehen auf die psychischen Probleme der Patienten hin. Auch Lokalanaesthetika-Injektionen werden von ihm befürwortet, wobei er vermutet, daß die Arzt-Patientenbegegnung wirksamer war als die Spritze allein.

Symptomverschiebung

Bezeichnend ist auch die Beobachtung vieler Neurochirurgen, daß nach einigermaßen erfolgreicher Behandlung eines lumbalen Bandscheibenvorfalls Beschwerden im HWS-Bereich auftreten. Auch ich konnte diese Beobachtung häufig machen. Dabei wird ganz offensichtlich, daß die psychogene Fehlhaltung sich sozusagen einen neuen Ansatzpunkt in einem anderen beweglichen Bereich der Wirbelsäule suchte.

– Therapie

Eine aufdeckende psychotherapeutische Behandlung kommt bei diesen Patienten, welche fast durchweg das Erscheinungsbild der als „Alexithymie" beschriebenen Abwehrform bieten oder im psychiatrischen Sprachgebrauch als „larvierte Depressionen" bezeichnet werden, fast nie in Frage. Die Behandlung besteht in der Regel aus einer ziemlich regelmäßigen Betreuung des Patienten unter der Anwendung suggestiver und sozialtherapeutischer sowie beratender Zuwendung im Verein mit körperlichen Maßnahmen wie Lokalinjektionen, intermittierenden physikalischen Maßnahmen und gegebenenfalls psychopharmakologischer Begleitbehandlung.

Meralgie · Tendopathie · Neuralgie

Auffällig ist auch, wie oft bei einer (meist beidseitigen) Meralgia paraesthetica und bei Insertionstendopathien und Neuralgien deutliche Momente depressiver und angstneurotischer wie auch konversionsneurotischer Mechanismen bei genauer Beobachtung erkennbar sind, zumal dann, wenn alle genannten Krankheitsbilder im Wechsel neben- und nacheinander auftreten.

c) Fallbeispiele

1. Eine 40jährige, relativ kleine, zierliche, puppenhaft wirkende Frau mit diffus-ungesteuerter Vitalität und Emotionalität bringt im wesentlichen körperliche konversionsneurotische Beschwerden vor, bei größerer Streßbelastung auch eine allgemeine Erschöpfungssymptomatik, welche sich schließlich in (normotonen) Ohnmachtsanfällen äußert. Beim Erstkontakt wird eine seit der ersten Schwangerschaft (seit 20 Jahren) bestehende Einschlafstörung geklagt, sowie allgemeine „Nervosität“, Nackenkopfschmerzen und Beinunruhe. In beiden Beinen werden Schmerzen angegeben. Objektiv finden sich Zeichen einer Meralgia paraesthetica beidseits mit hyperaesthetischer Zone an den Oberschenkelaußenseiten sowie eine schmerzhafte Verspannung der Rückenmuskulatur, insbesondere im Nacken, mit entsprechenden Nakkenkopfschmerzen. Letztere sprechen gut an auf Infiltrationen suboccipital und in die Mm. suprascapulares beidseits. Die Meralgie verschwindet nach sechsmaligen Injektionen mit 50% Prednisolonacetat an den N. cutaneus femoris lateralis am Leistenband. Die ängstlich-depressive Symptomatik und die Schlafstörungen können mit tagsüber bis zu 3 × 25 mg Doxepin sowie abends 50 mg Doxepin, zeitweise auch zusätzlich mit Schlafmitteln einigermaßen beherrscht werden. Erregungs- und Ohnmachtszustände erfordern eine gelegentliche Gabe von 0,5 bis 2 mg Clonazepam. Als die Patientin vor Weihnachten im häuslichen Geschäft tüchtig mitarbeiten muß, kann sie ihre Überforderung wiederum nur durch Körpersymptome äußern. Die Meralgie flammt erneut auf. Es kommt wiederum zu Ohnmachtsanfällen, Nackenverspannungen und Erregungszuständen. Dabei wird deutlich, daß sich die Patientin, welche sich bei ihrer schwachen Konstitution bis zum äußersten verausgabt und einsetzt, nur auf diese Weise gegen eigene und von der Umwelt auferlegte Forderungen wehren kann. Als püppchenhaft hübsche Frau (mit 10 Jahre jüngerem Mann) darf sie nicht manifest böse werden. Diese Art sich auszudrücken, wird jedoch von der Familie mit besorgter Zuwendung honoriert.

2. Ein 44jähriger mittelgroßer breitknochig-muskulös wirkender Mann mit weichen Gesichtszügen, der immer freundlich, gutmütig, mit humorigen Sprüchen auftritt, hat erhebliche Schmerzen in der unteren LWS. Diese erlebt er als starke Beeinträchtigung seiner Arbeitsfähigkeit. Sie werden – im Sinne des „Pensée opératoire“ – als lokale Funktionsstörung herausgestellt. Der Orthopäde habe gesagt, daß der fünfte Lendenwirbelkörper „locker sitzt“, ein Wirbelgleiten. Im Mai diesen Jahres habe er einen Herzinfarkt erlitten. Er habe Wochen vorher Symptome einer

Angina pectoris gehabt, sei aber nicht zum Arzt gegangen, weil er wegen der Arbeit keine Zeit dafür gehabt habe. Auch jetzt wieder arbeitet er zehn bis zwölf Stunden als LKW-Fahrer, wobei er selbst die schwere Ware ausladen muß. Er sieht zwar rational ein, daß er bei der Arbeit überfordert wird und sich eigentlich wehren müsse, meint aber, er könne sich das nicht leisten. Er fühlt sich schlapp, ihm wird zeitweise schwarz vor Augen. Es findet sich eine Hypotonie. Der Puls beträgt trotz der Anwendung von Beta-Blokkern bis 130 pro Minute. Bei der Palpation der unteren LWS ergibt sich ein Druckschmerz des Processus spinosus des 5. Lendenwirbelkörpers, darüber eine ca. 1 cm tiefe Stufe gegenüber dem nächst höheren Dornfortsatz. Die lokalen Beschwerden können durch Einspritzung eines Lokalanaesthetikums über den Dornfortsatz und beidseits bis auf die Querfortsätze wesentlich gebessert werden, treten aber naturgemäß – je nach beruflicher Belastung – nach drei bis sieben, zeitweise auch mehr Wochen wieder auf. Jede Sitzung wird auch dazu benutzt, mit dem Patienten immer wieder seine Arbeitssituation und seine Einstellung dazu durchzusprechen, um ihm auf diese Weise allmählich die psychophysischen Zusammenhänge auch gefühlsmäßig bewußt zu machen und durch Ernstnehmen seiner Symptome eine allmähliche korrektive Neueinstellung gegenüber seinen Gefühlen und seinem Körper zu erwirken.

3. Eine 37jährige Frau leidet seit einer Unterleibsoperation vor einem halben Jahr an Kreuzschmerzen, Nackenkopfschmerzen, Schwindel und Übelkeit. Bei der Untersuchung hyperventiliert sie stark. Die LWS erscheint nach links verbogen und ist am praesacralen Muskelansatz links sowie über der entsprechenden Ileosacralfuge stark durckschmerzhaft. Der Schmerz pflanzt sich fort bis über den Nacken, wobei auch der suboccipitale Druckpunkt links schmerzhaft ist. Neurologisch findet sich eine Schmerzstraße bei S_1 links. Die gesamte Symptomatik einschließlich des Wurzelreizsyndroms S_1 bessert sich nach einmaliger Injektion mit Mepivacain links parasacral, in die Ileosacralfuge (mit zusätzlich 50 mg Prednisolonacetat) sowie links suboccipital. Danach ist es möglich, die zugrunde liegende Problematik der Patientin anzusprechen. Sowohl die Unterleibsoperation als auch die Tatsache, daß die Tochter nunmehr mit 17 Jahren fast erwachsen ist, erweckt in der Patientin das Gefühl, „nicht mehr gebraucht zu werden". Die gemeinsame Überlegung, für die Patientin eine sinnvolle Beschäftigung zu suchen, erlebt sie als Anregung, ebenso wie die Tatsache, daß ihre Schmerzen behoben werden können. Nach noch mehrmaligen suboccipitalen Injektionen links sowie Nackenmassagen und zeitweiliger Gabe von Doxepin (2 × 25 mg, abends 50 mg) wird eine Dauerstabilisierung erreicht.

4. Ein 40jähriger Sozialpädagoge kommt wegen Depressionen, Schlafstörungen, psychogenen Herzanfällen sowie Kopfschmerzattacken immer wieder in nervenärztliche Behandlung. Bei der Arbeit fühlt er sich einerseits überfordert, verausgabt sich andererseits, insbesondere auch in der Übernahme von Tätigkeiten mit besonderer Verantwortung, weil ihn ein zum Teil übersteigertes Geltungsbedürfnis zu Aufgaben mit besonderer Wichtigkeit treibt. Wegen seiner emotionslosen Art und der Neigung, sich vor Routinearbeiten zu drücken, hat er eine schlechte Beziehung zu seinen Kollegen und praktisch außer zu seiner Familie keine privaten Kontakte. Psychodynamisch handelt es sich um das, was man eine zwanghaft-depressive Charakterneurose mit narzißtischen Zügen nennen kann. Vor einem halben Jahr traten erneut große Probleme bei der Arbeit auf insofern, als der Patient sich Tätigkeiten angemaßt hatte, welche ihm nicht zustanden. Er entwikkelte daraufhin eine schwere Lumboischialgie mit einer Sensibilitätsstörung im Dermatom S_1 links. Mit Injektionen in die linke Ileosacralfuge und die praesacrale Muskulatur links besserte sich die Symptomatik. Es wurde jedoch deutlich, daß der Patient gar nicht an einer Besserung interessiert war und schließlich – bei Vorliegen eines leichten Bandscheibenvorfalls – sich in eine Klinik einweisen ließ, um sich operieren zu lassen. Erwartungsgemäß war die Lumbalgie auch nach der Operation nicht behoben, vielmehr fühlt sich der Patient weiterhin arbeitsunfähig, und es gelang ihm immer wieder, Ärzte davon zu überzeugen, ihn krank zu schreiben. Das Versagen vor allem im Beruf, auf der Ebene von Anerkennung und Kontakten, hatte zu einer derartigen Kränkung geführt, daß eine somatisierte Depression die Folge war.

5. Eine 54jährige Frau, die einen sehr depressiven, körperlich insgesamten schlaffen Eindruck macht, klagt über „Schmerzen im ganzen Körper". Dieser Zustand bestehe bereits seit zwei Jahren, seit einer Totaloperation des Unterleibs. Unter Hinzuziehung der gynäkologischen Berichte konnte nachgewiesen werden, daß bereits sechzehn Jahre vorher wegen einer allgemeinen Senkung der Unterleibsorgane einschließlich der Harnblase eine Scheiden-Damm-Plastik durchgeführt worden war. Der einzige Grund für die jetzige Operation waren offensichtlich wiederum Senkungsbeschwerden und ein gutartiges solitäres Myom. Warum die unauffälligen Adnexe mit entfernt wurden, war unerfindlich. Die nachfolgende Schmerzsymptomatik und schwere Depression ließ sich eindeutig als psychosomatische Folge der (m. E. ungerechtfertigten) Operation verstehen. Die Neigung zur Erschlaffung des Haltungsapparates sowohl der Unterleibsorgane als auch ganz offensichtlich der gesamten Muskulatur war – bei depressiver Grundhaltung – als Persönlichkeitsfaktor schon vorher vorhanden. Jetzt fand sich in körperlicher Hinsicht eine schmerzhafte Verspannung der Nackenmuskulatur bei herabhängenden Schultern mit Druckschmerzhaftigkeit insbesondere der Suboccipitalpunkte und der Sehnenansätze am Proc. coracoideus. Außerdem konnte eine Meralgia paraesthetica nachgewiesen werden mit Schmerzhaftigkeit der inguinalen Druckpunkte. Ebenso waren die Ileosacralfugen druckschmerzhaft. Antidepressive Therapie mit Maprotilin sowie eine Injektionstherapie mit Mepivacain beidseits suboccipital sowie zusätzlich Cortison im Bereich der Processi coracoidei, der Ileosacralfuge und an den M. cutaneus femoris lateralis beidseits brachten eine wesentliche Besserung der Beschwerden. Außerdem wurde die psychische Traumatisierung durch die Unterleibsoperation angesprochen und eine entsprechende angemessene Trauerreaktion in Gang gesetzt. Es konnte der Patientin evident gemacht werden, daß ihre derzeitige Symptomatik der gefühlshafte Ausdruck des erlittenen Verlusts war und somit das Befassen mit dem Körper zugleich ein Eingehen auf nicht wahrgenommene Gefühle beinhalte.

6. Eine 48jährige, groß und kräftig wirkende Frau, welche ihre Klagen in impulsiver, übertrieben wirkender Form ausbreitet, meint selber, sie sei sehr schnell aufgeregt und fühle sich meist überfordert. Den ganzen Tag spüre sie ihr Herz, sei benommen im Kopf, habe Mundbrennen. Seit dreizehn Jahren leidet sie an starken Rückenschmerzen. Als Kind seien ihre Brüder ständig vorgezogen worden. Sie sei einerseits stark verwöhnt, andererseits wegen ihrer Lebhaftigkeit häufig von der Mutter verprügelt worden. Ihr Weg führte immer wieder ins Krankenhaus, wo insgesamt sieben Unterleibsoperationen, schließlich eine Totaloperation, immer wegen gutartiger Zysten, außerdem eine Brustoperation, ebenfalls wegen „Zysten", durchgeführt wurden, außerdem eine Vagotomie wegen rezidivierender Zwölffingerdarmgeschwüre. Jetzige Krankenhausaufenthalte erfolgen wegen psychogener Herzanfälle. Daneben hat sie allerdings vier Kinder aufgezogen, nach der Ehescheidung vor zehn Jahren alleine, und bringt sich mit Fußpflege und Unterhaltszahlungen leidlich durch. An ihren Kindern hänge sie sehr, könne sie nicht abnabeln. Anlaß für den letzten Herzanfall war die Konfirmationsfeier einer Tochter. Die derzeit geklagten Rückenschmerzen können auf starke muskuläre Verspannungen der paralumbalen Muskulatur zurückgeführt werden bei sonst unauffälligem neurologischem Befund. Paravertebrale Injektionen eines Lokalanaestheticums bringen „dramatische" Besserungen. Eine sozialpsychologisch orientierte Gesprächstherapie wird angeschlossen. Die psychische Erregbarkeit kann außerdem mit Sulpirid erfolgreich beeinflußt werden.

7. Bei einer 39jährigen alleinstehenden Frau mit 13jähriger Tochter, welche bisher als Verkäuferin gearbeitet hat, wurde wegen rezidivierender oberflächlicher Thrombophlebitiden und einer schweren Varikosis vor einem Jahr am rechten Bein ein Venenstripping durchgeführt. Seitdem bestehen brennende Schmerzen im ganzen rechten Bein, insbesondere entlang des N. tibialis. Bei der Untersuchung fällt eine extreme Lymphstauung in beiden Beinen auf. Bis zum Becken hinauf sind die Beine trotz Drainage mittels Beinwickeln und Gummistrümpfen bis mindestens zum doppelten des natürlichen Umfangs oedematös gestaut. Im rechten Bein wird – etwa vom Dermatom L_3 bis S_3 – eine diffuse Hyperalgesie und Kausalgie angegeben. Antiphlogistische Medikamente waren ohne Erfolg. Ein vorübergehendes Verschwinden der Kausalgie sowie eine nachfolgende deutliche Besserung konnte erzielt werden durch Injektion eines Lokalanaestheticums rechts paravertebral, indem die Injektion über sämtlichen Dermatomen von L_5 bis hinab in die Ileosacralgegend durchgeführt

wurde. Eine zusätzliche Beeinflussung der Beschwerden erfolgte mit Carbamazepin bis zu 4 × 200 mg sowie ein lokal angewandtes Reizstromgerät (TENS). Eine psychische Mitverursachung sowohl der Elephantiasis als auch der Kausalgie wurde deutlich. Die Zuwendung zu dem körperlichen Problem der Patientin sowie der Injektionserfolg hatten auch eindeutig suggestive Züge. Die psychosoziale Situation wurde durchgesprochen. Die Patientin war insofern äußerst auffällig, als sie sich ständig für die „besondere Mühe" und jede ärztliche Zuwendung mehrfach bedankte, wobei ein äußerst niedriges Selbstwertgefühl zum Ausdruck kam, andererseits das nicht bewußt zugelassene Bedürfnis nach besonderer Zuwendung und dem Wunsch, daß ihr jemand unter die Arme greife. Als die körperlich deutlich zum Ausdruck gebrachte Unfähigkeit verbalisiert wurde, daß sie ja nun „mit diesen Beinen nicht mehr arbeiten" könne, konnte sie erstmals auf diese Feststellung eingehen und sie akzeptieren. Es blieb nichts anderes übrig, als die Patientin zumindest vorübergehend zu berenten und damit sozial und psychologisch zu entlasten, weil offenbar auf keine andere Weise das Symptom von seiner Bedeutung entlastet werden konnte. Danach trat die Schmerzsymptomatik allmählich in den Hintergrund.

8. Ein 37jähriger, groß und insgesamt dysplastisch wirkender Mann mit starren depressiven Gesichtszügen und sehr gebundener steifer Gesamtmotorik sowie deutlichen Zeichen vegetativer Labilität in Form von positiver Hautschrift und Schweißneigung (bei fehlender Alkoholanamnese) berichtet, daß er sich drei Wochen vor der Untersuchung „verhoben" habe und seitdem unter starken Kreuzschmerzen leide mit Ausstrahlung in beide Beine. Im sofort danach vom Hausarzt veranlaßten Computertomogramm wird ein frischer medio-lateraler Bandscheibenvorfall in Höhe L_4/L_5 nachgewiesen sowie eine Höhenminderung des Discus im Segment L_5/S_1 mit Hinweis auf einen kleinen älteren Bandscheibenvorfall und reaktive Spondylophyten in diesem Segment. Der neurologische Befund ist völlig regelrecht. Die Schmerzen lassen sich auf den lumbosacralen Bereich beidseits lokalisieren und werden dumpf und diffus empfunden. Nach zweimaliger Injektion mit Mepivacain und je 50 mg Prednisolon beidseits praesacral in die obere Ileosacralfuge verschwinden die Schmerzen fast vollständig. Auf seine offensichtliche depressive Verfassung angesprochen, berichtet der Patient, daß er vor acht Wochen eine andere Tätigkeit in seiner Eigenschaft als städtischer Arbeiter zugewiesen bekommen habe, der er sich nicht gewachsen fühle. Er sei bei dieser Aufgabe im Gegensatz zu vorher „ganz allein", müsse selbständig und in eigener Verantwortung städtische Einrichtungen überwachen. Seit Übernahme dieser Arbeit habe er immer mehr angefangen zu grübeln, habe keine Lust mehr gespürt, irgend etwas anzufangen und habe Angstzustände und Schlafstörungen bekommen. Bei einer nicht ungewöhnlichen Beschäftigung setzt dann die akute Schmerzsymptomatik ein, und er wird krank geschrieben. Auch antidepressive Medikamente werden eingesetzt. Nach Besserung sowohl der Schmerzsymptomatik als auch der Depression nimmt er schließlich seine Arbeit wieder auf. Einige Tage darauf verübt er einen schweren Selbstmordversuch, indem er versucht, sich zu erhängen. Dieses Geschehen macht die Tragweite des seelischen Konflikts deutlich, welcher sich zunächst durch die körperliche Symptomatik des „Verhebens" ausgedrückt hatte sowie in dem Ausdruckscharakter seiner körperlichen Behinderung, welche vom Erleben her so gedeutet werden kann, als habe ihm jemand ins Kreuz geschlagen, und er könne sich daher nicht mehr gerade aufrichten. Das seelische Trauma war zunächst hinter dem körperlichen Schmerz verborgen geblieben. Eigentlich hatte der Patient sich an seiner für ihn zu schweren Aufgabe „verhoben".

Literatur

Alexander, F., Psychosomatische Medizin. de Gruyter, Berlin 1971 [amerikan. Original 1950].

Barolin, G. S., Kopfschmerz. Enke, Stuttgart 1984.

Bateson, G., Steps to an Ecology of Mind. Ballantine Books, New York 1972.

Birbaumer, N., Neuropsychologie der Angst. Urban u. Schwarzenberg, München/Berlin/Wien 1973.

De Boor, C., Strukturunterschiede unbewußter Phantasien bei Neurosen u. psychosomatischen Krankheiten. Psyche XVIII, S. 664 (1965).

v. Braun, Ch., Nicht ich: Logik, Lüge, Libido. Verlag Neue Kritik, Frankfurt 1985.

Braun, W.: Ursachen des lumbalen Bandscheibenvorfalls. Hippokrates, Stuttgart 1969.

Cremerius, J., Hoffmann, S. O., Hoffmeister, W., u. *Trimborn, W.*, Zur Kritik der französischen Schule der Psychosomatik. Psyche XXXIII, S. 801–828 (1979).

Devanny, J. R., An Orthopaedist Talks About Low Back Syndromes. In: *Goldblatt, D.* (Hrsg.), Seminars in Neurology, Bd. 6, Thieme, Stuttgart/New York, Nr. 4, 1986, S. 411–415.

Eccles, J. C., The Understanding of the Brain. Mc. Graw-Hill, New York 1973.

Eder, M. u. *Tilscher, H.*, Schmerzsyndrome der Wirbelsäule. Hippokrates, Stuttgart 1978.

Erdmann, H., Schleuderverletzungen der Wirbelsäule. Hippokrates, Stuttgart 1973.

Frankl, V. E., Ärztliche Seelsorge. Grundlagen der Logotherapie und Existenzanalyse. Deuticke, Wien 1966.

Freud, S., (1895), Über die Berechtigung, von der Neurasthenie einen bestimmten Symptomenkomplex als „Angstneurose" abzutrennen. GW I, S. 313–342.

Gerber, W. D. u. *Haag, G.*, Migräne. Springer, Berlin 1982.

Groß, T., Thomalske, G., u. *Schmitt, E.*, Schmerzkonferenz. Lieferg. I–IV, Fischer, Stuttgart 1986.

Grumme, T., Klinik und Therapie des lumbalen Bandscheibenprolaps. Nervenheilkunde 5, S. 54 (1986).

Godt, P., Malin, J. P. u. *Wittenborg, A.*, Das Schulter-Arm-Syndrom. Thieme, Stuttgart 1985.

Hafferl, A. Lehrbuch der topographischen Anatomie. Springer, Berlin 1957.

Hayley, J., Strategies of Psychotherapy. Grune u. Stratton, New York 1963.

Herz, A., Endorhine und Schmerz. In: *Keeser, W.* u.a. (Hrsg.), Schmerz. Urban u. Schwarzenberg, München 1982.

Heyck, H., Der Kopfschmerz. Thieme, Stuttgart 1975.

Hofferberth, B.: Otoneurologische Befunde bei vertebrobasilärer Insuffizienz. Thieme, Stuttgart 1985.

Horenstein, S., Clinical Evaluation of Patients with Low Back Pain. In: *Goldblatt, D.* (Hrsg.), Seminars in Neurology, Bd. 6, Thieme, Stuttgart/New York, Nr. 4, 1986, S. 376–384.

Karbowski, K., Der Schwindel. Springer, Heidelberg 1981.

Köhler, W., Die Aufgabe der Gestaltpsychologie. de Gruyter, Berlin 1971.

Krämer, J., Biomechanische Veränderungen im lumbalen Bewegungssegment. Hippokrates, Stuttgart 1973.

Larbig, W., Schmerz. Kohlhammer, Stuttgart 1982.

Marty, P. u. *De M'Uzan, M.*, „Pensée opératoire". Psyche XXXII, S. 974–984 (1978).

Meyer, R., Der psychosomatisch Kranke in der analytischen Kurzpsychotherapie. Psyche XXXII, S. 881–928 (1978).

Mitscherlich, A., Anmerkungen über die Chronifizierung psychosomatischen Geschehens. Psyche XV, S. 1 (1961).

Münzenberg, K. J., Thomalske, G., u. *Schmidt, R. F.*, Beinschmerz. VCH, Weinheim 1986.

Mumenthaler, M., Der Schulter-Arm-Schmerz. Huber, Bern 1982.

Mumenthaler, M., u. *Schliack, H.*, Läsion peripherer Nerven. Thieme, Stuttgart 1977.

De M'Uzan, M., Zur Psychologie der psychosomatisch Kranken. Psyche XXXI, S. 318–332 (1977).

Nemiah, J. C., u. *Sifneos, P. E.*, Affect and phantasy in patients with psychosomatic disordes. In: *O. W. Hill* (Hrsg.), Modern Trends in Psychosomatic Medicin 2, Butterworth, London 1970, S. 26–34.

Pankow, G., Dynamische Strukturierung in der Psychose. Beitrag zur analytischen Psychotherapie. Huber, Bern/Stuttgart 1969.

Penzholz, H., Die Neuralgien im Kopf-Hals-Bereich aus neurochirurgischer Sicht. Deutsches Ärzteblatt 83, H. 27, S. 1943 (1986).

Reich, W., Charakteranalyse. 1933. Kiepenheuer u. Witsch, Köln ³1970.

Rein, H. u. *Schneider, M.*, Physiologie des Menschen. Springer, Berlin 1960.

Rohen, J. W., Funktionelle Anatomie des Nervensystems. Schattauer, Stuttgart 1985.

Rommel, T. u. *Peterson, E.*, Die lumbale Spinalstenose aus klinisch-neurologischer Sicht. Nervenheilkunde 5, S. 81 (1986).

Schellack, D., Psychische Faktoren bei Muskel-Gelenkerkrankungen. Zschr. Psychosom. Medizin I, S. 161–172 (1954/55).

–, Neurosenpsychologische Faktoren in Ätiologie u. Pathogenese funktioneller Störungen der Muskulatur und „vertebraler Erkrankungen". Zschr. Psychosom. Medizin I, S. 181–192 (1954/55).

Schmidt, R. F., Physiologische und pathologische Aspekte. In: *Wörz, R.* (Hrsg.), Pharmakotherapie bei Schmerz, VCH, Weinheim 1986.

Schmidt, R. F. u. *Malin, J. P.*, Erkrankungen der Hirnnerven. Thieme, Stuttgart 1986.

Schultz, U., Fabian, A., Köhler, D., Küthemeyer, M., Stäbler, A., u. *Weiß, Th.*, Verlauf konservativ behandelter akuter lumbaler Wurzelkompressionssyndrome. DMW, Nr. 41, S. 1549–1553 (1986).

Schulze, G., Steißbeinschmerz und larvierte Depression. Z. Allg. Medizin LVIIII, S. 998–1000 (1983).

Scott, J. C., Stress factor in the disc syndrome. J. Bone Surgery, Brit. Ed. XXXVII, S. 107–111 (1955).

Sifneos, P. E., Is Dynamic Psychotherapy cotraindicated for a large number of Patients with Psychosonamic Disease? J. Psychotherapy and Psychosomatics XXI, S. 134–136 (1972/73).

–, Problems of psychotherapy of patients with alexithymia characteristics and physical disease. J. Psychotherapy und Psychosomatic XXVI, S. 65–70 (1975).

De Shazar, S. u. a., Kurztherapie – Zielgerichtete Entwicklung von Lösungen. Familiendynamik XI, Nr. 3, S. 183–205 (1986).

Sperling, E. u. *Stender, A.*, „Tic douloureux" und Gesichtsschmerz. Dt. Zschr. f. Nervenheilkunde, 173, S. 161–183 (1955).
Stoddard, A., Lehrbuch der ostheopatischen Technik an Wirbelsäule und Becken. Hippokrates, Stuttgart 1978.
Tilscher, H. u. *Eder, M.*, Lehrbuch der Reflextherapie. Hippokrates, Stuttgart 1986.
v. Uexküll, T., (Hrsg.) Lehrbuch der psychosomatischen Medizin. Urban u. Schwarzenberg, München [3]1986.
Vogt, R., *Bürckstümmer, G.*, *Meyer, K.* u. *v. Rad, M.*, Experimentelle Rohrschach-Untersuchung zur „Pensée opératoire". Psyche XXXIII, S. 829–873 (1979).
Wall, P. D. and *Melzack, R.*, Textbook of Pain. Edinburg 1984 (Churchill-Livingston).
Watzlawick, P., *Weakland, J. H.*, u. *Fisch., R.*, Lösungen. Huber, Bern 1974.
Weisenberg, M., Schmerz und Schmerzkontrolle. In: *Keeser, W.* u. a. (Hrsg.): Schmerz. Urban u. Schwarzenberg, München 1982.
Wesiack, W., Einführung in die psychosomatische Medizin. In: *Loch, W.* u. a., Die Krankheitslehre der Psychoanalyse. Hirzel, Stuttgart [2]1971.
Wörz, R. (Hrsg.): Pharmakotherapie bei Schmerz. VCH edition medizin, Weinheim 1986.
Woolsey, R. M., Lumbar Spinal Stenosis. In: *Goldblatt, D.* (Hrsg.), Seminars in Neurology, Bd. 6, Thieme, Stuttgart/New York, Nr. 4 (1986), S. 385–389.

Sachwortverzeichnis

Verzeichnis der Medikamente nach ihren Generika-Namen mit den entsprechenden deutschen Handelsnamen

Aciclovir: Zovirac
Amitryptilin: Saroten, Laroxyl, Tryptizol, Equilibrin

Baclofen: Lioresal
Biperiden: Akineton
Bromazepam: Lexotanil, Normoc, Gityl, Durazanil
Bupivacain: Carbostesin, Bupivacain-Woelm
Buspiron: Bespar

Carbamazepin: Tegretal, Timonil, Sirtal
Clobazam: Frisium
Clomipramin: Anafranil
Clonazepam: Rivotril
Clonidin: Catapresan, Clonidin Riker, Clonidin ratiopharm, Clonistada, Dixarit, Tenso-Timelets
Cortisonpräparate, die für Lokalinjektionen geeignet sind:
- Prednisolon: Decortin H-Kristallsuspension, Duraprednisolon, Deltacortril Suspension, Hostacortin H Kristallsuspension, Prednabene Injektionslösung, Predni H Injekt-Kristallsuspension, Prednisolon „Lentia"-Injektionslösung, Prednisolon ratiopharm Kristallsuspension, Prednisolon Suspension Ferring, Scherisolon Kristallsuspension, Solu-Decortin H, Ultracorten H
- Triamcinolon: Triam-Injekt-Kristallsuspension
- Methylprednisolon: Urbason Kristallsuspension
- Dexamethason: Supertendin Depot

Domperidon: Motilium
Doxepin: Sinquan, Aponal

Ergotamin: Ergotamin Medihaler Dosier-Aerosol

Flunitrazepam: Rohypnol
Fluphenazin: Lyogen, Dapotum, Omca
Fluspirilen: Imap

Haloperidol: Haldol, Haloperidol, Sigaperidol, Duraperidol

Maprotilin: Ludiomil

Mepivacain: Scandicain, Meaverin, Mepivastesin
Metamizol: Novalgin, Novaminsulfon, Neuro-Fortamin, Spondylon-Mono
Methylprednisolon s. Cortisonpräparate
Methysergid: Deseril ret.
Metoclopramid: Paspertin, MCP

Oxazepam: Praxiten, Adumbran, Azutranquil, Durazepam, Noctazepam, Sigacalm, Uskan

Phenytoin: Citrullamon, Epanutin, Phenhydan, Zentropil
Prednisolon s. Cortisonpräparate
Propranolol: Dociton, Beta-Tablinen, Efektolol, Elbrol, Indobloc, Prano-Puren, Propabloc, Propranolol, Propranur, Propra-ratiopharm

Sulpirid: Dogmatil, Neogama, Arminol, Meresa

Triamcinolon s. Cortisonpräparate